Anaesthesiology and Resuscitation

Anaesthesiologie und Wiederbelebung

Anesthésiologie et Réanimation

21

Editores

Prof. Dr. R. Frey, Mainz · Dr. F. Kern, St. Gallen
Prof. Dr. O. Mayrhofer, Wien

Die Hirndurchblutung unter Neuroleptanaesthesie

Tierexperimentelle Untersuchungen zur Pharmakologie von Dehydrobenzperidol und Fentanyl

Von

H. Kreuscher

Mit 19 Abbildungen

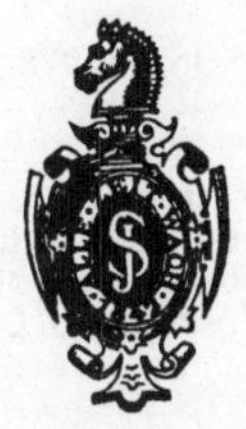

Springer-Verlag Berlin Heidelberg New York 1967

Priv.-Doz. Dr. med. Hermann Kreuscher

Institut für Anaesthesiologie
(Direktor Prof. Dr. R. Frey)
der Universität Mainz

Die Untersuchungen erfolgten mit Unterstützung
der Deutschen Forschungsgemeinschaft

ISBN-13: 978-3-540-03719-4   e-ISBN-13: 978-3-642-48193-2
DOI:10.1007/978-3-642-48193-2

Titel Nr. 7491

Geleitwort

Die Entwicklung in der klinischen Anaesthesiologie hat in den letzten Jahren einen solch stürmischen Verlauf genommen, wie er für die großen Epochen medizinischen Fortschritts kennzeichnend ist. Neue Anaesthesieverfahren haben die Operationsrisiken in einem vorher nicht geahnten Maße senken können. Wenn man nach den Gründen für diese fast schlagartig einsetzende Entwicklung sucht, dann findet man sie vor allem in dem Wandel der wissenschaftlichen Arbeitsmethoden innerhalb dieses Faches. An die Stelle der Empirie ist die strenge kausalanalytische Betrachtungsweise auf der Grundlage pharmakologischer, biochemischer und physiologischer Erkenntnisse getreten.

Die neue Situation stellt jeden auf dem Gebiet der Anaesthesiologie Tätigen vor eine schwierig zu lösende Aufgabe. Neben klinischer Erfahrung und Kenntnis der fachlichen Belange wird von ihm wie in kaum einer anderen Disziplin die Beherrschung der theoretischen Grundlagen verlangt. Erst eine solche Gesamtübersicht ermöglicht es ihm, in der Praxis die jeweils gebotenen effektivsten Maßnahmen zu ergreifen und in der wissenschaftlichen Arbeit neue Wege zu beschreiten. Die vorliegende Monographie zeigt beispielhaft, wie unter Benutzung und Fortentwicklung physiologischer Methoden Erkenntnisse gewonnen werden, die für die klinische Praxis von Bedeutung sind. Darüber hinaus bietet sie dem Interessierten eine umfassende Information über die Grundlagen eines wichtigen neuen Anaesthesieverfahrens.

Die kombinierte intravenöse Anwendung von Neuroleptika und Analgetika (z. B. Dehydrobenzperidol und Fentanyl) hat sich in den letzten Jahren als ein sehr schonendes und für risikoreiche Operationen geeignetes Anaesthesieverfahren erwiesen. Dieses Verfahren wurde von DE CASTRO und MUNDELEER 1959 als Neuroleptanalgesie in die klinische Anaesthesiologie eingeführt und kann bei gleichzeitiger Anwendung einer Stickoxydul-Sauerstoff-Beatmung als Neuroleptanaesthesie bezeichnet werden.

Nachdem bereits früher bei der Neuroleptanaesthesie eine erhebliche Senkung des Gesamtstoffwechsels beobachtet worden war, beanspruchte die Frage nach der Sauerstoffaufnahme der einzelnen Organe, insbesondere des Gehirns, unter diesen Bedingungen besonderes Interesse. Die in tierexperimentellen Untersuchungen hierzu erhobenen Befunde bilden das Kernstück dieser Monographie. Eine neuartige Anwendung der Farbstoffverdünnungsmethode mit Hilfe des Indikators Cardiogreen (Indocyanin) zur Bestimmung der Hirndurchblutung in Kombination mit Sauerstoffmessungen sowie hämodynamischen und elektrencephalographischen Untersuchungen liefern ein umfassendes Bild über die cerebrale Durchblutungs- und Stoffwechselsituation unter Neuroleptanaesthesie.

Dem Autor ist es gelungen, sowohl dem praktisch tätigen Anaesthesiologen eine Fülle von Informationen über das Neuroleptanaesthesie-Verfahren zu vermitteln als auch dem wissenschaftlich Interessierten durch neue Ergebnisse und deren Diskussion Anregungen zu geben. Ich bin davon überzeugt, daß die Monographie beide Aufgaben in hervorragender Weise erfüllen wird.

Professor Dr. med. Dr. rer. nat. G. THEWS
Direktor des Physiologischen Institutes
der Universität Mainz

Inhaltsverzeichnis

Einleitung 1

Entwicklung der Neuroleptanalgesie 2

   Derzeitige Standardtechnik der Neuroleptanalgesie 5

   Die intravenöse Anwendung von Opiaten zur Anaesthesie . . . 6

   Die Neurolepsie 7

   Lytische Gemische in der Anaesthesiologie 8

   Dehydrobenzperidol 10

   Fentanyl 15

Methodik 19

Methoden zur Messung der Hirndurchblutung 19

   Die Stickoxydul-Methode von Kety und Schmidt 20

   Die Krypton–85–Methode von Lassen und Munck 22

Eigene Untersuchungen 25

   Die Farbstoffverdünnungsmethode mit Cardiogreen (Indocyanin) zur Messung der cerebralen Durchblutung beim Hund 25

Ergebnisse 39

Statistik 51

Diskussion und Schlußfolgerungen 54

Zusammenfassung 61

Summary 63

Literatur 65

Anhang 74

Verzeichnis der Abkürzungen

AVD oder avd = Arteriovenöse Differenz

CBF = Cerebrales Blutzeitvolumen (cerebrel blood flow), definiert in ml/100g Hirngewebe/min

CMR_{O_2} = Cerebrale Sauerstoffaufnahme (ceberal metabolic rate for oxygen), definiert in ml O_2/100g Hirngewebe/min

CRQ = Cerebraler respiratorischer Quotient (cerebral respiratory quotient)
$AVD_{CO_2} : AVD_{O_2}$.

CVR = Cerebraler Gefäßwiderstand (cerebral vascular resistance), definiert in mmHg/ml Blut/100g Hirngewebe · min

DHB = Dehydrobenzperidol

NLA = Neuroleptanalgesie

P_m = Arterieller (art.) oder venöser (ven.) Mitteldruck in mmHg (arithmetisches Mittel aus systolischem und diastolischem Blutdruck)

Einleitung

Im Jahre 1939 konnte QUASTEL [138] erstmals an isoliertem Hirngewebe feststellen, daß dessen Sauerstoffaufnahme durch die Einwirkung von Barbituraten reduziert wurde.

Obwohl es nicht an Versuchen gefehlt hat [124, 126, 127, 128, 130] die Sauerstoffaufnahme des Hirns in vivo zu bestimmen, konnten exakte Messungen des Hirnstoffwechsels am lebenden Objekt erst nach Einführung der Stickoxydulmethode zur Bestimmung der Hirndurchblutung durch KETY und SCHMIDT [88, 89] durchgeführt werden. Mit Hilfe dieser Methode wurden Messungen der Durchblutung und Sauerstoffaufnahme des Gesamthirns oder auch einzelner Abschnitte des Hirns vorgenommen [92, 153 u. v. a.].

Besonderes Interesse wurde der Frage zugewandt, ob die im Electrencephalogramm erkennbaren Änderungen der Aktivitätszustände der Hirnzellen mit einer Änderung ihrer Sauerstoffaufnahme einhergehen [48]. Physiologische Änderungen des Aktivitätszustandes der Hirnzellen, wie Schlaf- und Wachzustand, vermehrte geistige Tätigkeit (Rechnen) sind jedoch nicht mit einer signifikanten Zu- oder Abnahme der cerebralen Sauerstoffaufnahme verbunden [152, 153]. Dem gegenüber wurde immer wieder festgestellt, daß Narkosemittel die cerebrale Durchblutung und Sauerstoffaufnahme herabsetzen [134]. Beim Menschen konnte beobachtet werden [64], daß die spezifische Sauerstoffaufnahme des Gesamthirns im Wachzustand bei 3,3 ml O_2/100 g Hirngewebe/min lag und durch tiefe Pentothalnarkose auf 2,1 ml O_2/100 g/min, also um ca 39%, reduziert wird. Bei Untersuchungen am Hund zeigte sich, daß dieser Rückgang der Sauerstoffaufnahme besonders die Hirnrinde betrifft [67]: Unter leichter Pentothalnarkose betrug die corticale Sauerstoffaufnahme 5,9 ml O_2/100 g/min und fiel bei Vertiefung der Narkose auf 2,6 ml O_2/100 g/min. Durch eine Stickoxydul-Trichloräthylen-Narkose konnte eine Abnahme der corticalen Sauerstoffaufnahme um 20% und durch eine Stickoxydul-Halothan-Narkose eine Herabsetzung der cerebralen Durchblutung um 46% bei einer Minderung der cerebralen Sauerstoffaufnahme um 49% beobachtet werden [113].

Untersuchungen über das Verhalten der cerebralen Durchblutung und Sauerstoffaufnahme bei Anwendung der s. g. Neuroleptanalgesie liegen bisher noch nicht vor.

M. GEMPERLE [45] konnte jedoch beim Hund eine Abnahme der Sauerstoffaufnahme des Gesamttieres um 40 bis 50% des Ruhewertes durch Anwendung von Dehydrobenzperidol und Fentanyl (Neuroleptanalgesie) feststellen.

Die vorliegenden tierexperimentellen Untersuchungen sollten die Frage beantworten, in welchem Umfang eine Änderung der cerebralen Durchblutung, Sauerstoffaufnahme und Kohlensäureabgabe durch die kombinierte Anwendung von Stickoxydul, Dehydrobenzperidol und Fentanyl unter den Bedingungen der s. g. Neuroleptanaesthesie eintritt.

Entwicklung der Neuroleptanalgesie

Die Bezeichnung „Neuroleptanalgesie (NLA)" wurde auf dem französischen Anaesthesiologenkongreß in Lyon im Jahre 1959 von DeCastro und Mundeleer [21] für ein intravenöses Anaesthesieverfahren vorgeschlagen und von der Mehrzahl der Teilnehmer akzeptiert.

Die Bezeichnung Neuroleptanalgesie soll aussagen, daß es sich bei diesem Verfahren um die Kombination einer Neurolepsie mit einer Analgesie handelt. Durch die Verwendung hochwirksamer Neuroleptika aus der Reihe der Butyrophenone und starker, morphinartig wirkender Analgetika aus der Piperidingruppe gelang es DeCastro und Mundeleer [19, 20] bei ihren Patienten eine Allgemeinanaesthesie zu erzeugen, die tief genug war, um Operationen jeder Größenordnung durchzuführen.

Das Prinzip dieses Verfahrens fand sehr rasch die Zustimmung vieler Anaesthesisten, weil es dem modernen Trend der Anaesthesiologie entspricht: Die Erzeugung von Allgemeinanaesthesien, deren einzelne Aktionskomponenten weitgehend selektiv steuerbar sind. Wenn man diese „Aktionskomponenten" stark schematisiert in

> Schlaf mit Amnesie
> Dämpfung vegetativer Reaktionen
> Analgesie und
> Muskelentspannung

gliedert, kann es durch Anwendung spezifisch wirkender Pharmaka eher als mit s. g. Allgemeinnarkosemitteln wie Äther, Chloroform, Halothan oder Barbiturate gelingen, eine pharmakologisch gesteuerte Anaesthesie zu erzeugen.

Durch die Anwendung starker Neuroleptika wird einerseits eine psychische Indifferenz gegenüber Umweltreizen bei motorischer Ruhe und Amnesie, andererseits eine Dämpfung autonomer Reaktionsabläufe hervorgerufen.

Bei einigen neueren Analgetika mit morphinartiger Wirkung wie Dextromoramid, Phenoperidin und besonders Fentanyl überwiegen im klinischen Dosierungsbereich deren analgetische Eigenschaften die Nebenwirkungen auf andere zentrale Funktionen.

Durch die Anwendung von Muskelrelaxantien wie Succinylcholin, d-Tubocurarin, Gallamin u. a. kann eine selektiv steuerbare Muskelentspannung bei der NLA erzeugt werden.

Die Beschreibung der pharmakologischen Eigenschaften der bei der NLA zur Anwendung kommenden Pharmaka zeigt aber, daß ihr Wirkungsspektrum im Vergleich zu herkömmlichen Narkosemitteln zwar klein ist, daß eine wirkliche selektive Steuerung einzelner Aktionskomponenten jedoch nicht möglich ist. Das gilt besonders für die Neuroleptika.

Die moderne Anaesthesiologie bedient sich heute vorwiegend s. g. Kombinationsnarkosen. Bei diesen Verfahren werden die erwünschten Eigenschaften der einzelnen Narkosemittel im niedrigen Dosisbereich ausgenutzt, um auf diese Weise mit einem Minimum an Narkosemittel ein Optimum an Wirkung zu erzielen. Die meist angewandte Kombination besteht z. Zt. aus Stickoxydul und Halothan nach Einleitung der Narkose mit einem Barbiturat oder Thiobarbiturat. Hierbei ergänzen sich die analgetischen Eigenschaften des Stickoxyduls und die hypnotischen Eigenschaften des Halothans. Die erforderliche Muskelentspannung wird durch fraktioniert dosierte Muskelrelaxantien erzeugt. Die analgetischen Eigenschaften des Stickoxyduls reichen jedoch im allgemeinen allein nicht aus, um unerwünschte Reaktionen des autonomen Nervensystems auch auf starke Schmerzreize auszuschalten. Die Patienten reagieren in solchen Fällen mit Blutdruckanstieg, Zunahme der Herzfrequenz und Schweißausbruch. Daher müssen häufig höhere Halothankonzentrationen angewendet werden als für den reinen hypnotischen Effekt ausreichend wären. Die hypnotische Dosis von Halothan liegt bei 0,3 bis 0,5 Vol.% im Einatemgemisch. Für eine ausreichend tiefe Narkose sind jedoch bei Kombination mit 70% Stickoxydul 0,8 bis 1,5 Vol.% Halothan erforderlich. In diesem Dosisbereich, der eine Plasmakonzentration des Halothans von 8 bis 12 mg% erzeugt, treten jedoch bereits unerwünschte Nebenwirkungen auf das cardio-vasculäre System ein [15, 16, 117]. Halothan muß daher sehr sorgfältig, möglichst unter Verwendung kalibrierter Verdampfer, der individuellen Reaktionslage angepaßt dosiert werden. Hierbei wird durch häufige Kontrolle der Blutdruck- und Pulswerte die obere Dosisgrenze beobachtet.

Bei der NLA werden Barbiturate, Thiobarbiturate und Halothan vermieden. Sowohl Praemedikation als auch die Anaesthesie selbst werden mit Neuroleptika und Analgetika durchgeführt. Die Zugabe von Stickoxydul dient mehr dem Komfort des Patienten, indem die leichten hypnotischen Eigenschaften des Gases ausgenutzt werden, um Schlaf und damit sichere Amnesie zu erzeugen. Der Sauerstoffanteil des Gasgemisches liegt zwischen 30 und 50%.

P. JANSSEN und Mitarb. erzeugten bei Laboratoriumstieren durch die kombinierte Anwendung potenter Neuroleptika wie Haloperidol [76] und Analgetika wie Dextromoramid und Phenoperidin [78] Allgemeinanaesthesien, die sich durch besondere Stabilität der Kreislauffunktionen und schnelle Erholung der Tiere auch nach stundenlangen Operationen auszeichneten. Die infolge der Wirkung morphinartiger Analgetika stark deprimierte oder gar sistierende Spontanatmung wurde mit einem Respirator künstlich unterhalten. Bei diesem Verfahren waren die Tiere analgetisch und indifferent gegenüber Umweltreizen.

Durch die günstigen tierexperimentellen Erfahrungen der Arbeitsgruppe um P. JANSSEN wurden DECASTRO und MUNDELEER [19, 20] ermutigt, dieses Verfahren auch beim Menschen anzuwenden. Hierbei zeigte sich, daß bei ausreichender Dosierung der Neuroleptika und Analgetika vollständige Analgesie, Amnesie und psychomotorische Ruhe erzeugt werden können. Bei der notwendigen künstlichen Beatmung mit Luft und/oder Sauerstoff blieben die Patienten ansprechbar, psychisch jedoch indifferent. Postoperativ bestand meist Amnesie für alle Geschehnisse während der Operation und Anaesthesie. Durch Beatmung mit 50 bis 70% Stickoxydul und 50 bis 30% Sauerstoff wurde das Bewußtsein der Patienten völlig ausgeschaltet.

Nach DECASTRO und MUNDELEER waren es besonders ALDER [1], BERGMANN [8], BROWN [14], KAPFERER [85, 86], NIELSSON [120, 121, 122, 123] und SABATHIE [143, 144], die sich erste klinische Erfahrungen mit dem Verfahren aneigneten und diese anläßlich eines Symposions in Düsseldorf 1961 [183] mitteilten. Es wurde weitgehend übereinstimmend beobachtet, daß besonders auch bei Patienten in reduziertem Allgemeinzustand Blutdruck und Pulsfrequenz nach kurzer und geringer Depression während der Einleitungsphase im weiteren Verlauf der Operation auffallend stabil blieben. Die bei herkömmlichen Narkoseverfahren nicht selten zu beobachtenden Blutdruck- und Pulsschwankungen konnten bei Anwendung der NLA nicht beobachtet werden, wenn die Dosierung der Analgetika optimal durchgeführt wurde. Die Stabilität der cardiovasculären Funktionen während und nach der Operation ist eine wesentliche Voraussetzung für die Anwendbarkeit eines Anaesthesieverfahrens bei risikoreichen Operationen, besonders auch in der Alterschirurgie. Wie die inzwischen zahlreich vorliegenden Mitteilungen und auch eigene Erfahrungen zeigten, bewährte sich die NLA in der Risikochirurgie besonders und erwies sich dabei häufig herkömmlichen Anaesthesieverfahren überlegen. Denn nicht nur der gleichmäßige, komplikationsarme intraoperative Verlauf der Anaesthesie, sondern auch die sehr schnelle Erholung der allgemeinen Aktivität der Patienten in der postoperativen Phase kann immer wieder beobachtet werden. Das Ausbleiben des postoperativen Erbrechens durch die starke antiemetische Wirkung der Neuroleptika, frühzeitiges Wiedereintreten der Darmfunktion, gute Ventilation (besonders nach Thorax- und Oberbaucheingriffen) infolge anhaltender postoperativer Hypalgesie und psychische Ruhe wurden als besondere Vorteile der NLA hervorgehoben [61].

Bis zum Jahre 1962 wurde die NLA mit Haloperiodol als Neuroleptikum und Dextromoramid oder Phenoperidin als Analgetikum durchgeführt. In der Regel wurden die Patienten mit einem Stickoxydul-Sauerstoffgemisch im halboffenen oder halbgeschlossenen System beatmet. Bei bestimmten

Operationen der Neurochirurgie und Hals-Nasen-Ohrenheilkunde war jedoch die Kooperation des Patienten erwünscht, so daß von einigen Anaesthesisten [39, 145] bei solchen Eingriffen auf die Verwendung von Stickoxydul sowie auf die endotracheale Intubation verzichtet wurde. Die Atemtätigkeit der Patienten wurde dann besonders sorgfältig überwacht und bei eintretender Atemdepression durch die Wirkung der Analgetika eine s. g. „Kommandoatmung" durchgeführt. Der ansprechbare Patient wurde nach vorheriger Absprache und Übung durch Klopfzeichen auf den Unterarm oder aber durch Zuruf zum tiefen und rhythmischen Atmen aufgefordert. Diese Methode hatte sich besonders in der Hals-Nasen-Ohrenheilkunde bei Stapes-Operationen bewährt, da hierbei intraoperative Hörprüfungen durchgeführt werden mußten, um den Erfolg der Operation zu kontrollieren. Auch bei diagnostischen und therapeutischen intralaryngealen Eingriffen, die eine endotracheale Intubation nicht zulassen, bewährte sich dieses Verfahren [39]. Neurolepsie und Analgesie wurden relativ flach gehalten und zusätzlich eine Lokalanaesthesie, die allein nicht ausreichen würde, durchgeführt. Inzwischen sind diese Verfahren jedoch teilweise wieder verlassen worden, da intraoperative Hörprüfungen bei Stapesoperationen durch Verbesserung der operativen Technik nicht mehr erforderlich sind. Lediglich bei endolaryngealen Eingriffen konkurriert diese Variante der NLA noch mit der Insufflationsnarkose, da diese die Erzeugung sehr tiefer, die laryngeale Reflextätigkeit ausschaltende Narkosestadien voraussetzt, die nicht jedem Patienten gefahrlos zugemutet werden können.

Seit der Einführung der hochpotenten Pharmaka Dehydrobenzperidol und Fentanyl [80, 81] verbreitete sich eine einheitliche Technik der NLA, die besonders anläßlich eines Symposions in Bremen 1963 [61] empfohlen wurde. Die außerordentlich starke Wirksamkeit dieser beiden Pharmaka erfordert die Durchführung einer endotrachealen Intubation, da einerseits der erforderliche Kontakt mit dem Patienten zur Durchführung einer „Kommandoatmung" durch tiefe Neurolepsie nicht mehr möglich ist und andererseits die Atmung durch die intensive Wirkung des Fentanyls erheblich deprimiert ist oder sogar zum vorübergehenden Stillstand kommt.

Derzeitige Standardtechnik der Neuroleptanalgesie

Die *Prämedikation* des erwachsenen Patienten erfolgt bereits durch die kombinierte intramuskuläre Applikation von 0,05 bis 0,1 mg Fentanyl und 2,5 bis 5,0 mg Dehydrobenzperidol und 0,25 mg Atropin 30 min vor Anaesthesiebeginn. Der durch diese Dosis erzielte Grad der Neurolepsie und Analgesie gestattet bereits wertvolle Rückschlüsse auf die individuelle Ansprechbarkeit des Patienten auf die beiden Pharmaka.

Zur *Einleitung der Anaesthesie* atmet der Patient über die Gesichtsmaske ein Stickoxydul-Sauerstoffgemisch bei einem Gasfluß von 4 : 2 Liter/min im halbgeschlossenen Kreissystem. Innerhalb von 3 bis 5 Minuten werden nacheinander 10 bis 15 bis 20 mg Dehydrobenzperidol und 0,3 bis 0,5 mg Fentanyl intravenös injiziert. Bei Beendigung der Injektion ist der Patient in der Regel nicht mehr ansprechbar, die Atmung ist stark deprimiert oder zum Stillstand gekommen. Über die Gesichtsmaske wird ca. 1 min lang mit Überdruck künstlich beatmet. Durch Injektion von 1 mg/kg Succinylcholin tritt vollständige Muskelrelaxierung ein, so daß die nun folgende endotracheale Intubation in üblicher Weise durchgeführt werden kann. Die künstliche Beatmung wird maschinell oder manuell mit einem Stickoxydul-Sauerstoffgemisch von 2 : 1 Liter/min fortgesetzt. Die Analgesie wird durch fraktionierte intravenöse Injektionen von 0,05 mg Fentanyl pro dosi in Abständen von ca. 20 min unterhalten. Muskelrelaxantien werden nach Bedarf angewendet. Andere Narkosemittel oder Adjuvantien kommen nicht zur Anwendung. Etwa 30 min vor der voraussichtlichen Beendigung der Operation werden keine Fentanylinjektionen mehr gegeben. Die Spontanatmung des Patienten ist nach Abklingen der Relaxanswirkung in der Regel dann ausreichend. Nach Abstellen der Stickoxydulzufuhr erwachen die Patienten unter Sauerstoffatmung nach wenigen Minuten und sind sofort ansprechbar. Die Entfernung des Endotrachealtubus gelingt meist ohne Auslösung unerwünschter Hustenreaktionen. Schleimansammlungen in den Atemwegen sowie Speichel in der Mundhöhle können von den Patienten meist auf natürliche Weise selbständig entfernt werden. Bei Überdosierung des Analgetikums und/oder vorzeitiger Beendigung der Operation kann die atemdepressive und teilweise auch analgetische Wirkung des Fentanyls durch Injektion eines Morphinantidots wie Levallorphan oder Nalorphin sofort unterbrochen werden.

Die intravenöse Anwendung von Opiaten zur Anaesthesie

Der Gedanke, Morphine zur Erzeugung einer Allgemeinanaesthesie intravenös anzuwenden, geht bereits auf den Beginn dieses Jahrhunderts zurück. Im Jahre 1900 verwandte SCHNEIDERLIN [164] eine Kombination von Scopolamin und Morphin zur Vorbereitung einer Narkose und Operation, nachdem man mit diesem Verfahren günstige Ergebnisse bei der Beruhigung von Geisteskranken erzielt hatte [93]. Im Jahre 1903 berichteten SCHNEIDERLIN und KORFF [165] über „Vollnarkosen", die sie durch intravenöse Injektion von Morphin-Scopolamin erzeugten. ISRAEL [84] teilte 1905 seine Erfahrungen mit Dilaudid-Scopolamin mit. Zur Erzeugung von Allgemeinanaesthesien waren aber so hohe Morphindosen erforderlich, daß sich infolge ihrer starken depressiven Wirkung auf Kreislauf und Atmung dieses Verfahren nicht durchsetzen konnte. Zu dieser Zeit war die Technik der endotrachealen Intubation und künstlichen Beatmung durch TRENDELENBURG und KUHN [100, 173] zwar bekannt, aber noch nicht als Routinemethode in der Klinik eingeführt. Mit kleineren, fraktionierten Dosen von Scopolamin-Morphin gelang es aber ohne Erzeugung stärkerer Atemdepression einen s. g. Dämmerschlaf herbeizuführen, in dem kleinere und mittlere Operationen, vor allem aber geburtshilfliche Eingriffe, durchgeführt werden konnten [43, 44]. KREITMAIR [98] konnte 1926 nachweisen, daß Scopolamin zwar die parasympathischen Nebenwirkungen des Morphins mindert, dessen deprimierende Wirkung auf das Atemzentrum jedoch eher verstärkt. Durch Zugabe der zentral erregenden Pharmaka Ephetonin und Ephedrin gelang es, die unerwünschte Wirkung des Morphins auf das Atemzentrum zu mindern. Die Kombination von Scopolamin mit Eukodal und Ephetonin fand als „S. E. E." – später unter der Bezeichnung „Scophedal" – breiten Eingang in den klinischen Gebrauch. Die intravenöse Anwendung dieses Präparates wurde durch KIRSCHNER [95] und PHILIPPIDES [135] zur Erzeugung eines Dämmerschlafes nach dem Beispiel von SCHNEIDERLIN und KORFF eingeführt. Die trotz des Ephetoninzusatzes vorhandene depressive Wirkung des Scophedals auf das Atemzentrum und den Kreislauf, besonders bei älteren Patienten und Kranken in schlechtem Allgemeinzustand sowie bei Kindern, brachte diese Methode zunehmend in Mißkredit [141].

Die intravenöse Anwendung von Pethidin ist dagegen heute noch zur kurzfristigen Prämedikation, zur Beseitigung des intraoperativen Singultus und bei Unverträglichkeit von Halothan an dessen Stelle sehr verbreitet. Darüber hinaus ist Pethidin Bestandteil s. g. lytischer Mischungen, die bei der kontrollierten Hypothermie bzw. dem künstlichen Winterschlaf intravenös angewendet werden [103].

Die Erzeugung einer vollständigen Analgesie mit Pethidin ist beim nicht anaesthesierten oder nicht mit einem Antiemetikum vorbehandelten Patienten unmöglich, da die Patienten mit Nausea, Erbrechen, Schweißausbruch und Kreislaufkollaps reagieren würden.

Die Neurolepsie

DELAY und Mitarb. [25] führten die Bezeichnung *„neuroleptic drug"* für chemische Substanzen ein, die an Mensch und Tier die typischen *„syndromes neuroleptiques"* erzeugen.

Als Hauptvertreter dieser Gruppe psychisch sedierender oder psycholeptischer Pharmaka sind Chlorpromazin, Reserpin und Haloperidol zu nennen.

Das *neuroleptische Syndrom* ist durch folgende Erscheinungen charakterisiert [54]:

a) Bewegungsarmut bei normaler spinaler Reflextätigkeit

b) Herabgesetzte Initiative, Desinteresse bzw. Indifferenz gegenüber der Umwelt, verminderte Affektivität.

c) Verlangsamte Reaktion auf äußere Reize, Tendenz zur Ruhe, aber richtige Beantwortung von Fragen. Der Intellekt ist nicht verändert.

Dieses äußere Erscheinungsbild der Neurolepsie wird durch eine Reihe typischer Effekte fast aller Neuroleptika ergänzt:

d) Starke antiemetische Wirkung bereits im niedrigen Dosisbereich durch Blockierung der Chemorezeptoren des Brechzentrums in der area postrema gegen verschiedene Emetika wie Apomorphin u. a.

e) Die meisten Neuroleptika haben adrenolytische Eigenschaften durch Blockierung der α-Rezeptoren. Demzufolge können sie s. g. Adrenalinumkehr erzeugen und den blutdrucksteigernden Effekt von Noradrenalin mindern, das arterielle Gefäßsystem erweitern und die periphere Durchblutung steigern, den peripheren Widerstand herabsetzen. Dadurch entsteht die Neigung zur orthostatischen Hypotension bei der Anwendung von Neuroleptika.

Darüber hinaus weisen Neuroleptika verschiedene atypische bzw. unspezifische Eigenschaften auf:

f) Antihistaminwirkung (Chlorpromazin)

g) Senkung der Körpertemperatur (Chlorpromazin)

h) Erzeugung von Magenulcera (Reserpin)

i) Entleerung der Katecholamin- und Serotonindepots im Hirn und in anderen Organen (Reserpin, Tetrabenazin)

j) Verschiedene Wirkungen auf das endokrine System (Chlorpromazin, Reserpin).

k) Schwache anticholinergische Wirkung (Chlorprotixen).

Bei den hochpotenten Neuroleptika Haloperidol und Dehydrobenzperidol stehen jedoch die psychotropen Eigenschaften mehr im Vordergrund als die Wirkungen auf das vegetativ-humorale System. Allen Neuroleptika gemeinsam ist aber ihre Beziehung zum extrapyramidalen System. Durch hohe Dosierung können daher in Abhängigkeit einer individuellen Bereitschaft dem Morbus Parkinson ähnliche Syndrome wie Muskelrigidität, Blickkrämpfe, Opisthotonus, Protrusio linguae, Siallorrhoe und Krämpfe der Waden- und Lendenmuskulatur auftreten.

Das außerordentlich komplexe Gesamtbild der Neurolepsie wird aber beherrscht durch die unter a) bis d) aufgeführten Symptome, die in der Anaesthesiologie häufig wünschenswerte pharmakologisch induzierte Effekte sind.

„Lytische" Gemische in der Anaesthesiologie

Neue Erfahrungen bei der kombinierten Anwendung von morphinartig und neuroleptisch bzw. neuroplegisch wirkenden Pharmaka wurden mit den s. g. „lytischen" Gemischen nach dem Prinzip von LABORIT und

HUGUENARD [103] gemacht. Es konnte nachgewiesen werden, daß der Komplex der Streßreaktionen im Sinne des SELYEschen Adaptationssyndroms [136] durch pharmakologische Dämpfung verschiedener zentraler und peripherer autonomer Vorgänge mit Promethazin und Chlorpromazin sowie Pethidin erheblich gemindert werden kann. Lytische Gemische verschiedener Zusammensetzung fanden daher breiten Eingang in die Klinik fast aller Fachdisziplinen und werden heute bei verschiedenen Indikationen auch in der Anaesthesiologie angewendet.

Die Standardzusammensetzung der in der Anaesthesiologie bevorzugten lytischen Mischung besteht aus 100 mg Pethidin, 50 mg Promethazin und 0,6 mg Hydergin (Dihydroergocornin, -crystin und -kryptin als Methansulfate zu gleichen Teilen). Die erreichbare Wirkung besteht, entsprechend den bekannten pharmakologischen Eigenschaften der Einzelkomponenten der Mischung in

Hypalgesie,
Neurolepsie bzw. Neuroplegie und
Dezentralisation des Kreislaufs.

Lytische Gemische dieser Zusammensetzung kommen daher in der Anaesthesiologie zur Prämedikation mit dem Ziel zur Anwendung, Streßreaktionen durch die Operation zu mindern und Narkosemittel wie Barbiturate, Thiobarbiturate und Halothan einzusparen.

Allgemeinanaesthesien nach Prämedikation mit lytischen Gemischen werden im allgemeinen Sprachgebrauch als s. g. „potenzierte Narkosen" bezeichnet, obwohl von einer Potenzierung der nachfolgend verabreichten Narkosemittel nur mit Einschränkung gesprochen werden darf, da es sich zum Teil auch um Additionseffekte handelt.

Die Dämpfung neurovegetativer Reaktionen durch Promethazin bzw. Chlorpromazin sowie die Weitstellung der peripheren Gefäße durch Hydergin sind die Voraussetzung für die hervorragende Eignung der lytischen Mischung zur Erzeugung kontrollierter Hypothermie: Die natürlichen Gegenregulationen des Organismus, die durch die Kälteeinwirkung ausgelöst werden, können durch diese Mittel verhindert oder zumindest stark gemindert werden. Die Weitstellung der peripheren Strombahn führt zu einer beschleunigten Wärmeabgabe und Vermeidung unerwünschter Kreislaufzentralisation.

Zur Behandlung der gefährlichen Kreislaufzentralisation des Schocksyndroms haben sich lytische Mischungen der o. g. Zusammensetzung immer wieder bewährt, indem die Ischämie der parenchymatösen Organe beseitigt wird. Gleichzeitige Volumenauffüllung mit Blut, Plasma und/oder Plasmaexpander ist dabei erforderlich.

Weiterhin haben sich lytische Gemische zur Erzeugung einer künstlichen Hibernation bei der Tetanusbehandlung [28, 66] sowie bei schweren

Schädel-Hirntraumen [17, 18, 166] und schwersten Intoxikationen im Verlauf septischer Prozesse [110] bewährt. Ein sehr dankbares Indikationsgebiet für die Anwendung der künstlichen Hibernation mit lytischen Gemischen sind schwere Thyreotoxikosen [49, 68, 96, 133, 136, 140, 170].

Dehydrobenzperidol (DHB)

1-3-(4-Fluor-benzoyl)propyl-4-(2-oxo-1-benzimidazolinyl)-1, 2, 3, 6-tetrahydropyridin erregte als jüngster Vertreter neuroleptisch wirkender Pharmaka das besondere Interesse des Anaesthesiologen. Die rasch einsetzende, außerordentlich starke und relativ kurz dauernde Neurolepsie durch DHB ließ diese Verbindung für die Kombination mit einem starken Analgetikum zur Erzeugung der Neuroleptanalgesie besonders geeignet erscheinen. Seit seiner klinischen Einführung im Jahre 1963 wird DHB daher für die NLA bevorzugt angewendet.

Chemische Herkunft des Dehydrobenzperidols

DHB ist ein von P. JANSSEN und Mitarb. [80] synthetisiertes Butyrophenonderivat mit der Strukturformel:

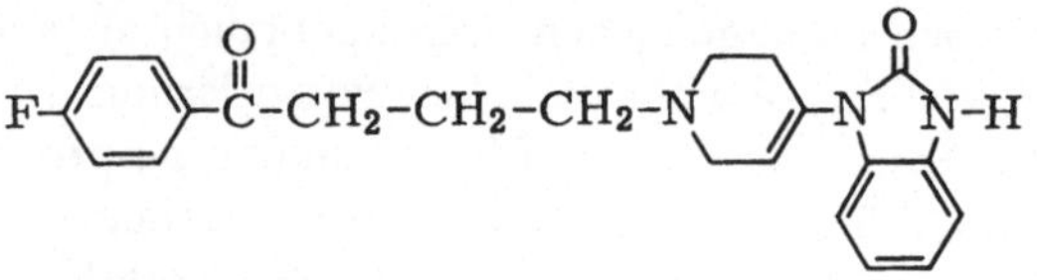

Die bisher bekannten Neuroleptika können aufgrund ihrer chemischen Zusammengehörigkeit in 3 Gruppen eingeteilt werden [54]:

Gruppe I : Strukturverwandte Verbindungen :

1. Rauwolfia Alkaloide

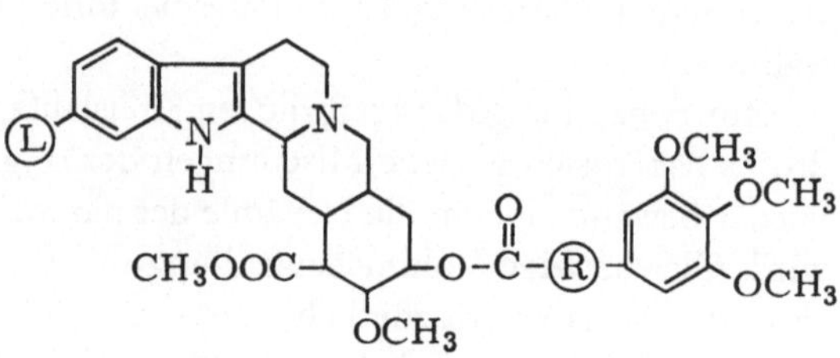

Prototyp: Reserpin   (L)–OCH$_3$ (R)–H

2. Benzoquinolizin-Derivate
Prototyp: Tetrabenazine

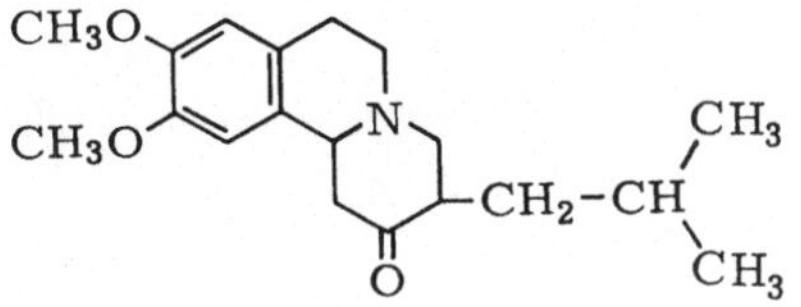

Gruppe II : Phenothiazine und isosterische Verbindungen :

3. Dimethylaminopropylphenothiazine

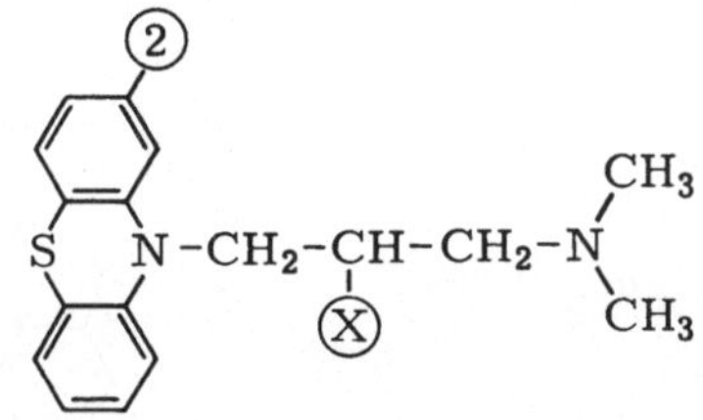

Prototyp: Chlorpromazin   ②–Cl   ⊗–H

4. Piperazinopropyl Phenothiazine

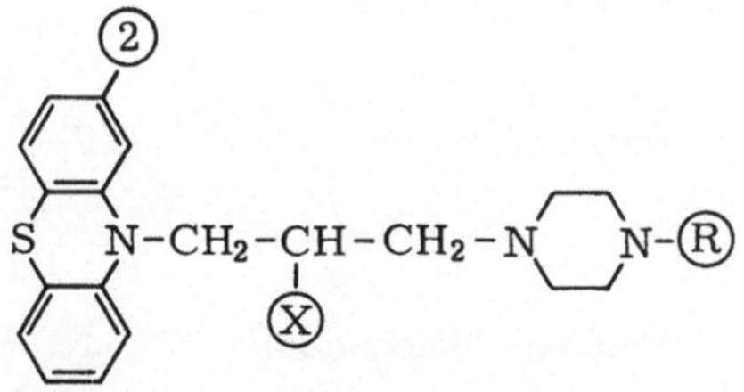

Prototyp: Prochlorperazin   ②–Cl   ⊗–H   ®–CH₃

5. Andere Phenothiazin-Derivate

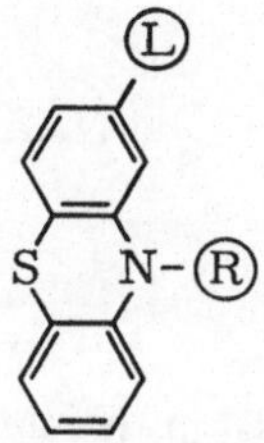

Prototyp: Mepazine   Ⓛ–H   ®–CH₂

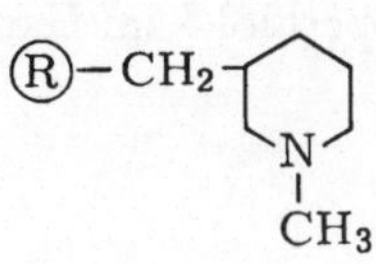

6. Thioxanthen-Derivate

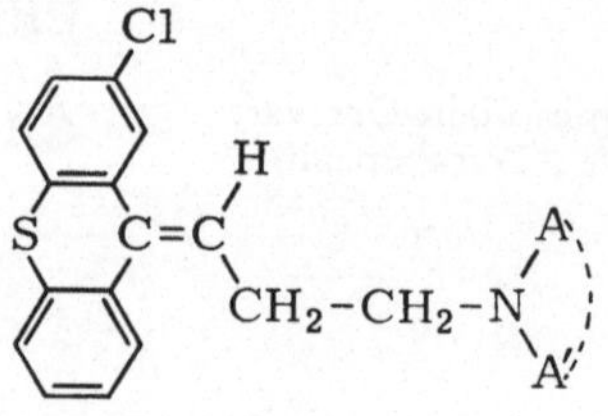

Prototyp: Chlorprotixen   NAA':$-$N(CH$_3$)$_2$

7. Azaphenothiazine

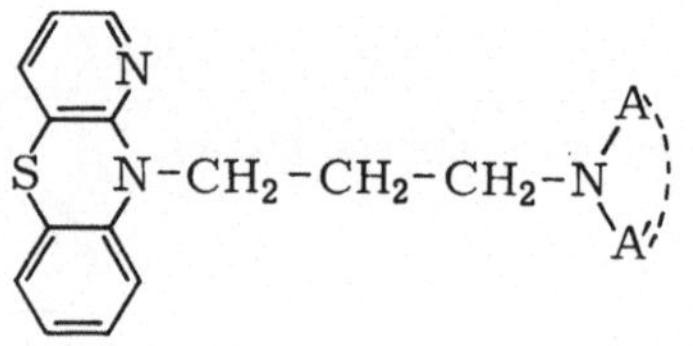

Prototyp: Prothipendyl   NAA':$-$N(CH$_3$)$_2$

Gruppe III : Butyrophenone :

8. Butyrophenone

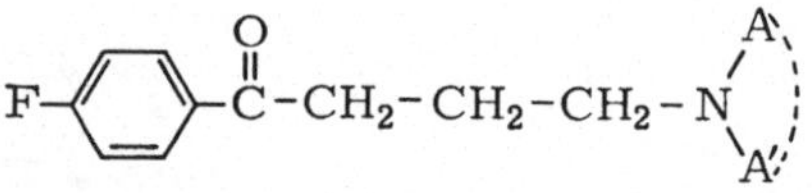

Prototyp: Haloperidol   NAA': $-$N

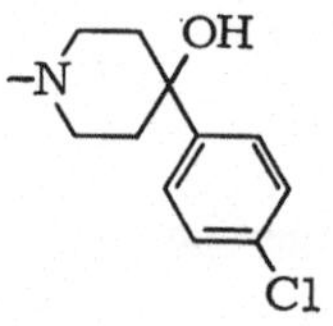

9. Dehydrobenzperidol   NAA': $-$N

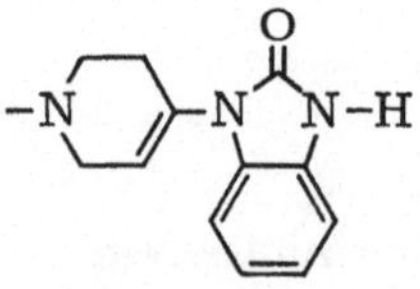

Dehydrobenzperidol ist als 0,25% ige stabile Lösung unter der Bezeichnung Droperidol® im Handel.

Pharmakologische Eigenschaften von Dehydrobenzperidol

P. Janssen und Mitarb. [80] sowie Yelnosky und Mitarb. [180, 181, 182] berichteten über ihre unabhängig voneinander durchgeführten pharmakologischen Untersuchungen mit DHB.

Eigene Untersuchungen [61, 99] über die Wirkung von DHB auf das cardiovasculäre System des Menschen wurden an freiwilligen Versuchspersonen durchgeführt.

Wirkung von DHB auf das cardiovasculäre System. Beim *Hund* fiel der systolische *Blutdruck* unmittelbar nach der intravenösen Injektion von 0,125 mg/kg um 9%, nach 0,25 mg/kg um 18%, nach 0,5 mg/kg um 23% und nach 4,0 mg/kg um 34% des Kontrollwertes ab. Dieser Druckabfall dauerte jedoch nur durchschnittlich 1 min. Nach 15 min erreichte der Druck wieder 92% des Kontrollwertes. 30 min nach Injektion von 4,0 mg/kg wurden 87% des Kontrollwertes wieder erreicht [181].

Beim *Menschen* wurden 5 min nach der intravenösen Injektion von 20 mg DHB ($\bar{x}$ 0,28 mg/kg) 3,6% und nach 10 min 4,3% Abfall des arteriellen Mitteldruckes vom Kontrollwert registriert. Nach 20 min waren 99% des Kontrollwertes wieder erreicht [99].

Die *Herzfrequenz* änderte sich beim *Hund* unter diesen Bedingungen nur bei einzelnen Tieren um $\pm$ 40 Schläge/min [181].

Beim *Menschen* veränderte sich die Herzfrequenz nur nach 10 min um +7 Schläge/min und erreichte den Kontrollwert wieder nach 15 min [99].

Die *Kontraktionskraft des Herzmuskels* wurde beim *Hund* mittels Dehnungsmeßstreifen nach intravenöser Injektion von 0,125, 0,25 und 0,5 mg/ kg DHB gemessen. Der Effekt bei den einzelnen Versuchstieren war unterschiedlich, zeigte sich jedoch vorwiegend in einer Zunahme der Kontraktionskraft bis max. 29% gegenüber dem Kontrollwert. Die maximale Abnahme erreichte nur 11% des Kontrollwertes [181].

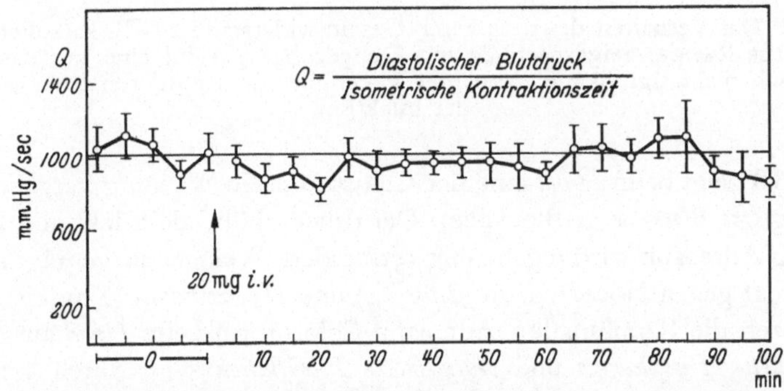

Abb. 1. Der Quotient aus diastolischem Blutdruck und isometrischer Kontraktionszeit (mmHg/sec) zeigt die Steilheit des systolischen Druckanstiegs im Ventrikel als ein Parameter der myocardialen Kontraktionskraft. Nach 20 mg Dehydrobenzperidol ist nur eine geringfügige, statistisch nicht signifikante Abnahme der Steilheit des Druckanstiegs gegenüber dem mittleren Ruhewert vor der Injektion (ausgezogene Linie) zu beobachten

Beim *Menschen* konnte der Einfluß von DHB auf die myocardiale Kontraktionskraft bisher nur durch indirekte Methoden (kalkulierte mittlere Steilheit des ventrikulären Druckanstiegs während der isometrischen Kontraktion) untersucht werden [61, 99]. Nach 0,28 mg/kg DHB intravenös fiel die mittlere Steilheit des Druckanstiegs von 1015 mmHg/sec (Kontrolle) auf 818 mmHg/sec also um 19,4% nach 20 min und erreichte nach 65 min mit 1037 mmHg/sec wieder den Bereich des Kontrollwertes. Der maximale Abfall war jedoch statistisch nicht signifikant (P > 0,1). (Abb. 1)

Das *Herzminutenvolumen* (HMV) wird beim *Hund* durch 0,5 mg/kg DHB nur geringfügig gesteigert oder nicht verändert, während der *periphere Gesamtwiderstand* (*W*) um 10% (nach 0,5 min) bis maximal 24% (nach 10 min) abfällt. (Methode: Farbstoffverdünnung) [181].

Das nach der Methode von BROEMSER und RANKE [13] beim *Menschen* kalkulierte HMV veränderte sich nach der intravenösen Injektion von 0,28 mg/kg DHB nur unwesentlich (geringe Zunahme), während *W* von 1177 dyn · s/cm⁵ (Kontrolle) auf 944 dyn · s/cm⁵ nach 5 min abfiel [61, 99]. (Abb. 2).

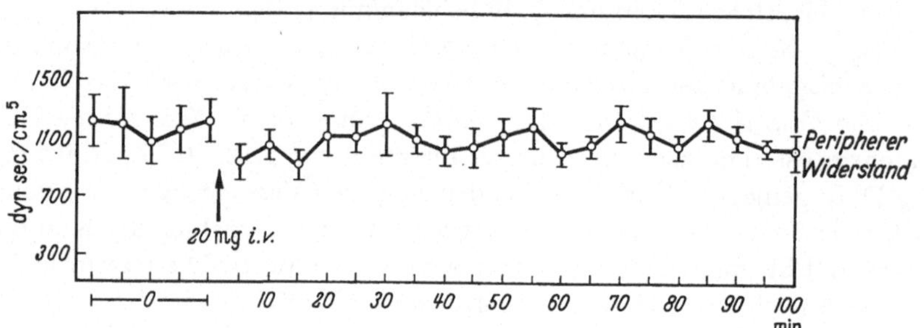

Abb. 2. Das Verhalten des peripheren Gesamtwiderstandes (*W*), kalkuliert nach BROEMSER-RANKE, zeigt nach 20 mg Dehydrobenzperidol eine kurzdauernde, statistisch nicht signifikante Abnahme gegenüber dem mittleren Ruhewert vor der Injektion

DHB zeigt beim *Hund* eine der Chlorpromazin-Wirkung vergleichbare *adrenergische Blockade* (α-Blockade): Der druckerhöhende Effekt von 2 oder 4 µg/kg Adrenalin wird regelmäßig vermindert. Weniger ausgeprägt ist dieser Effekt gegen Noradrenalin (2 µg/kg) und Hypertensin (1 µg/kg) [181].

Durch die Kombination Adrenalin-Chloroform beim *Hund* ausgelöste *ventrikuläre Tachykardie* und *ventrikuläre Fibrillation* kann durch 4 mg/kg DHB verhindert werden (Chlorpromazin ist bereits mit 0,5 mg/kg wirksam).

Ventrikuläre Extrasystolen und *Bigeminus-Rhythmus* durch 2 bzw. 4 µg/kg Adrenalin können bereits mit 0,5 bzw. 1,0 mg/kg DHB verhindert werden.

Wirkung von DHB auf das respiratorische System. Der Einfluß von DHB auf die Spontanatmung ist gering. Beim *Hund* erzeugen 0,125 bis 0,25 mg/kg

DHB eine Abnahme der *Atemfrequenz* um 12 bis 46% und eine Zunahme des *Minutenvolumens* um 4 bis 37% [181].

Wirkung von DHB auf das zentrale Nervensystem. Das *Verhalten* von Laboratoriumstieren und des Menschen nach der Injektion von DHB ist durch das neuroleptische Syndrom (siehe S. 7 ff.) charakterisiert: Psychomotorische Ruhe, Indifferenz gegen Umweltreize, Schlafneigung bei leichter Erweckbarkeit durch akustische und Berührungsreize, Ataxie und gelegentlich auftretender Tremor einzelner Extremitäten [54, 80, 181]. Bei Überdosierung treten Parkinson ähnliche extrapyramidale Erscheinungen wie Opisthotonus, Protrusio linguae, Blick-, Waden- und Lendenmuskelkrämpfe auf. Im Electrencephalogramm kann bei Mensch und Tier eine Frequenzabnahme, Amplitudenzunahme bei gleichmäßigem Alpha-Rhythmus beobachtet werden (Abb. 3).

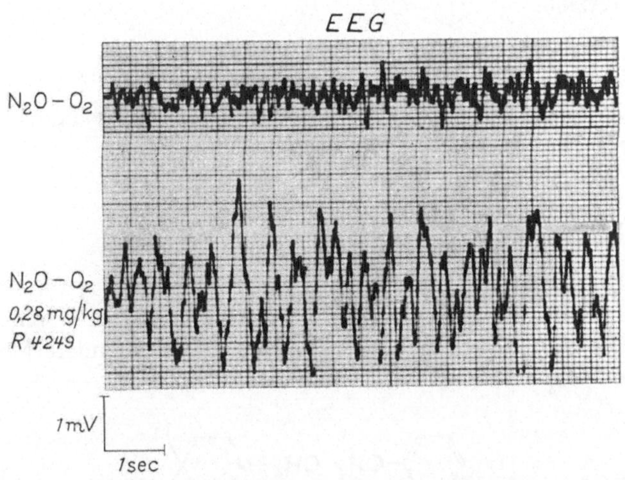

Abb. 3. Beim *Hund* zeigt das EEG bei bipolarer Ableitung nach Injektion von DHB (0,28 mg/kg) deutliche Frequenzabnahme und Amplitudenzunahme

Die akute Toxizität von DHB. Die LD_{50} von DHB beträgt bei der männlichen Albinomaus bei

intravenöser Injektion: 43 (39,0–46,3) mg/kg, bei
subcutaner Injektion: 125 (106–148) mg/kg.

Der Tod tritt durch Krämpfe und Atemstillstand ein [181].

Fentanyl

1 : N-2-Phenäthyl-4-N-propionyl-anilino-piperidin gilt als das z. Zt. stärkste Analgetikum und wird ausschließlich in der Anaesthesiologie zur Durchführung der NLA verwendet.

Die Anwendung von Fentanyl setzt die Möglichkeit künstlicher Beatmung voraus, da dieses Pharmakon entsprechend seiner morphinartigen Wirkung zu zentraler Atemdepression führt.

Chemische Herkunft des Fentanyls

Die Synthese des Fentanyls durch P. Janssen und Mitarb. [79, 81] ist das Ergebnis einer systematischen Erforschung der Möglichkeiten, die analgetische Aktivität des Pethidins zu steigern [69, 72, 73, 74, 75, 79, 81]. Die Ausgangsstruktur war stets der 4-Phenyl-piperidin-Kern:

4-Phenyl-Piperidin

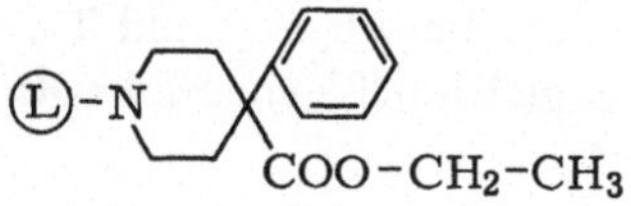

Prototyp: Pethidin

Der Ersatz der CH_3-Gruppe des Pethidins führt zu dem etwa hundert Mal stärker analgetisch wirksamen *Phenoperidin*, das anfänglich als Analgetikum zur Erzeugung der NLA verwendet wurde:

Phenoperidin

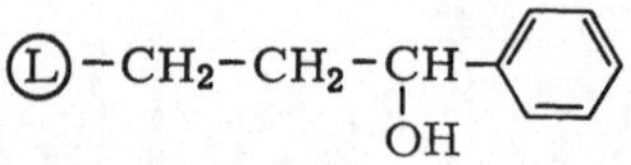

Durch Substitution der linken und rechten Seitenketten entstand *Fentanyl*, dessen analgetische Wirksamkeit etwa vierhundert Mal stärker als die von Morphin ist [81].

Fentanyl

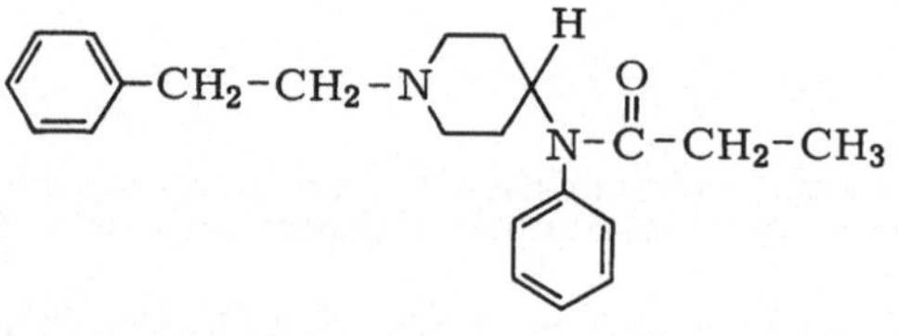

Fentanyl ist ein weißes, kristallines Material, das in Wasser (2,5%) und Methylalkohol löslich ist. Das Molekulargewicht beträgt 528,59. Der Schmelzpunkt liegt zwischen 149 und 151°C.

Pharmakologische Eigenschaften des Fentanyls

Über die pharmakologischen Eigenschaften von Fentanyl berichteten Gardocki und Yelnosky [42] sowie Janssen und Mitarb. [79, 81]. Wegen der starken parasympathischen Nebenerscheinungen starker morphinartiger Pharmaka liegen Untersuchungen über die pharmakologischen Eigenschaften des Fentanyls beim *Menschen* bei alleiniger Anwendung (ohne Prämedikation mit einem Neuroleptikum) bisher nur in geringer Zahl vor [23].

Die Wirkung von Fentanyl auf das cardiovasculäre System. Beim *Hund* fiel der systolische *Blutdruck* unmittelbar nach der intravenösen Injektion von 0,01 mg/kg um 25,3%, nach 0,02 mg/kg um 34,3% und nach 0,04 mg/kg um 49,8% des Kontrollwertes ab. Der maximale Druckabfall dauerte jeweils nur kurze Zeit. Ein leichter hypotensiver Effekt blieb jedoch längere Zeit (Meßperiode: 30 min) bestehen.

Die *Herzfrequenz* wurde durch 0,01 mg/kg um 42,3%, durch 0,02 mg/kg um 49,3% und durch 0,04 mg/kg um 56,4% des Kontrollwertes herabgesetzt. Dieser Bradycardieeffekt konnte durch Atropin (0,1 oder 0,5 mg/kg i. v.) sofort beseitigt werden und durch Vagotomie signifikant (P < 0,05) gemindert werden. Dagegen konnte der blutdrucksenkende Effekt von Fentanyl durch Vagotomie nicht signifikant gemindert werden.

Im *Elektrocardiogramm* wurden nach 0,01 buw. 0,04 mg/kg Fentanyl in Abhängigkeit von der Herzfrequenz (Bradycardie) vereinzelt Verlängerungen des P-R Intervalls beobachtet. Rhythmusstörungen traten nicht auf.

Die Wirkung von Fentanyl auf das respiratorische System. Beim *Hund* trat unmittelbar nach der intravenösen Injektion von 0,01 bis 0,04 mg/kg Fentanyl ein Abfall des Atemminutenvolumens ein, der nach 1 min 51–98%, nach 5 min 17–30% und nach 10 min 9–21% vom Kontrollwert betrug. Hierbei waren sowohl die Frequenz der Atmung als auch das Hubvolumen betroffen [42].

Beim *Menschen* konnte festgestellt werden [22], daß die unmittelbar nach der Injektion analgetischer Dosen von Fentanyl einsetzende Atemdepression nach 7 min bereits ihren Höhepunkt überschritten hatte und nach 12 min wieder der Ausgangswert des Atmungsvolumens erreicht war.

Die emetische Wirkung von Fentanyl. Beim *Hund* konnte nach intramuskulärer Injektion von 1,0 und 2,5 mg/kg(!) kein Erbrechen ausgelöst werden. Mit gleichen Dosen Morphin trat dagegen bei 60 bis 90% (Crossover-Technik) Erbrechen ein [42].

Die allgemeine Wirkung von Fentanyl auf das Z.N.S. Beim *Hund* traten innerhalb 10 min nach der Injektion von Fentanyl sehr regelmäßig folgende Symptome auf:

Bewegungsarmut, Ataxie, verminderte Reaktion auf akustische und Schmerzreize, Atemdepression, Salivation und Defaekation. In Abhängigkeit von der verabreichten Dosis dauerten diese Symptome 40 min (0,0125 mg/kg) bis länger als 6 Std (1,0 mg/kg). Durch Nalorphin (1,0 mg/kg) konnten diese Erscheinungen sofort unterbrochen werden. Die Bradycardie konnte durch Atropin beseitigt werden (siehe oben).

Bei der *Maus* wurden durch Fentanyl die bekannten Morphineffekte ausgelöst: Zunahme der Spontanmotorik, Drehbewegungen, zunehmende

Berührungsreaktionen, STRAUBscher Schwanzreflex, Mydriasis, vermehrter Muskeltonus, Atemdepression und Krämpfe. P. JANSSEN und Mitarb. konnten mit dem von ihnen inaugurierten [81] „Rattenschwanzreflex in warmem Wasser" feststellen, daß Fentanyl die Morphinwirkung um das vierhundertfache übertrifft.

Die akute Toxizität von Fentanyl. Die LD_{50} von Fentanyl liegt bei der *Maus* nach:

intravenöser Injektion bei 11,2 (7,4–16,8) mg/kg (Morphin: 270),
subcutaner Injektion bei 62 (27–142) mg/kg (Morphin: 470).

Die ED_{50} liegt bei der *Maus* nach
subcutaner Injektion bei 0,08 (0,045–0,142) mg/kg (Morphin: 15).

Der therapeutische Index

$$\frac{LD_{50}}{ED_{50}} \text{ mg/kg beträgt für}$$

Fentanyl: 775
Morphin: 31,3 bei subcutaner Injektion.

Abweichend von den Beobachtungen bei Morphin konnte bei Fentanyl eine biphasische Dosis/Mortalitätskurve festgestellt werden:

Bereits bei $^{1}/_{15}$ der berechneten LD_{50} traten Todesfälle durch Atemdepression auf. Die Toxizität von Fentanyl übertrifft aufgrund dieser Befunde diejenigen des Morphins um das Vielfache [42].

Methodik

Methoden zur Messung der Hirndurchblutung

Seit der berühmt gewordenen Schrift von A. Monroe aus dem Jahre 1783 „observations on the structures and functions of the nervous system" [116] bemühen sich Klinik und Forschung Aufschlüsse über die Gesetze der cerebralen Durchblutung zu erhalten. In diesem Bemühen wurden zahlreiche Methoden entwickelt, die cerebrale Durchblutung bei Mensch und Tier direkt zu messen oder indirekt zu kalkulieren.

Eine direkte Messung der Hirndurchblutung mit Stromuhren ist bei Versuchstieren bisher nicht in befriedigender Weise gelungen, weil die Aa. carotis und vertebralis bei den bevorzugten Versuchstieren (Hund und Katze) zahlreiche Anastomosen mit extracerebralen Gefäßgebieten eingehen. Auch aus der Blutausflußgeschwindigkeit konnte die Hirndurchblutung nicht mit ausreichender Sicherheit bestimmt werden.

Die erste brauchbare Methode zur Messung der cerebralen Durchblutung wurde von Kety und Schmidt in den Jahren 1945 bis 1948 inauguriert [88, 89, 90, 91, 92]. Bis zu dieser Zeit wurden verschiedene kalkulative Methoden zur Beurteilung der Hirndurchblutung angewandt, die jedoch keine praktische Bedeutung erlangen konnten.

Nachstehend sei eine Auswahl aus der Vielfalt dieser Bemühungen aufgezeigt:

a) Cobb und Fremont-Smith [22] – 1931 – beobachteten die Durchblutung der Netzhautgefäße. Dabei gingen sie von der Vorstellung aus, daß Veränderungen der Durchblutung dieses Gefäßbezirkes in gleichem Maße auch die cerebrale Durchblutung betreffen müssen, da die Retina im Versorgungsbereich der A. carotis interna liegt. Die Gefäßreaktionen der Netzhaut entsprechen aber nicht immer dem Verhalten der Gehirngefäße, sondern eher demjenigen der Kopfarterien [160].

b) Lennox und Gibbs [105] – 1932 – haben die arteriovenöse Sauerstoffdifferenz des Hirnblutes als Kriterium für die cerebrale Durchblutung herangezogen, weil der Sauerstoffverbrauch des Hirns sehr konstant sei. Die Aussage über die so ermittelte quantitative Hirndurchblutung ist jedoch sehr beschränkt, weil die arteriovenöse Sauerstoffdifferenz einerseits von der Hirndurchblutung und andererseits vom Sauerstoffverbrauch des Gewebes abhängig ist. Beide Faktoren können aber variieren [155, 156].

c) F. A. Gibbs [46] – 1933 – und N. Ludwigs [108] – 1954 – verwendeten hochempfindliche aufheizbare Thermosonden, die entweder intravasal
angewendet als Blutstrommesser dienten oder aber innerhalb des Hirngewebes die regionale Durchblutung messen ließen. Obwohl diese Methode
wertvolle Einblicke in die Regulation des cerebralen Kreislaufs ermöglicht,
haften auch dieser Methode schwerwiegende Nachteile an. Da die Sonden
um 1–2°C über die Hirngewebstemperatur aufgeheizt werden, muß mit
einer Beeinflussung der Vasomotorik in dem betroffenen Gebiet gerechnet
werden. Geringste Änderungen der Sondenlage kann zu Fehlmessungen
führen und schließlich können auch durch die nadelförmigen Sonden ver-
ursachte Traumatisierungen des Hirngewebes zu lokalen Zirkulationsstö-
rungen Anlaß geben (Gottstein [50]). [53, 55].

d) Die Messung der Flüssigkeitsverdrängung im Liquorraum nach Ab-
drücken der Jugularvenen ist ebenso als Maß für die cerebralen Blutzeitvolumen nur sehr bedingt verwertbar [32]. Diese Methode gleicht im Prinzip
einer Pletysmographie. Die cranio-vertebralen Hohlräume bilden hierbei
den natürlichen Pletysmographen, der Liquor das übertragende Medium.
Voraussetzung für das Funktionieren dieser Methode ist die völlige Unterbrechung des Blutstromes aus der Schädelkapsel während der Messung, so
daß als einziger Weg für den Druckausgleich des gestauten Blutes der Liquorraum über die Lumbalpunktionsnadel bleibt. Beide Voraussetzungen
sind aber nicht immer gegeben, denn es bestehen zahlreiche Möglichkeiten
zum Druckausgleich, z. B. über die Emissarien, den vertebralen Venen-
plexus, die Foramina usw. Die nach dieser Methode bestimmten cerebralen
Durchblutungsgrößen liegen daher unter den mit modernen Methoden ermittelten Werten [9].

Die Stickoxydul-Methode von Kety und Schmidt

Die Messung der Hirndurchblutung mit der von Kety und Schmidt im
Jahre 1945 inaugurierten Stickoxydulmethode beruht auf dem Fickschen
Prinzip der Minuten-Volumen-Bestimmung. Das Blutvolumen, das in einer
bestimmten Zeit durch ein Organ fließt, ergibt sich aus der Menge eines
Gases, das von dem zu untersuchenden Organ aufgenommen wird und der
arteriovenösen Differenz der vom Blut geförderten Gasmenge.

Als Fremdgas wird Stickoxydul in niedriger Konzentration verwendet.
Fünfzehn Prozent des Luftstickstoffes werden durch Stickoxydul ersetzt und
diese Gasmischung inhaliert. Das Stickoxydul wird entsprechend seiner Lös-
lichkeit von Blut und Gewebe aufgenommen. Das Gehirn nimmt in der Zeit
n eine bestimmte Menge Stickoxydul (QC) auf. Arteriell wird die Menge
QA zugeführt und venös die Menge QV abtransportiert. Es ergibt sich
somit:

$$(QC)_n = (QA)_n - (QV)_n. \tag{I}$$

Die vom Blut zum Gehirn transportierte Gasmenge ist abhängig von der das Hirn durchströmenden Blutmenge (Mg) und der Gaskonzentration im Blut (A bzw. V). Da sich die Gaskonzentration mit der Zeit fortlaufend ändert, muß die Summe aller Einzelkonzentrationen berücksichtigt werden, also das Integral der Konzentrationskurven über die Zeit. Für die Beobachtungszeit von n Minuten ergibt sich somit eine transportierte Gasmenge:

$$(QA)_n = Mg \cdot \int_0^N A \cdot dt.$$

$$\text{\textit{oder}} \qquad\qquad \text{(II)}$$

$$(QV)_n = Mg \cdot \int_0^N V \cdot dt.$$

Die vom Gehirn aufgenommene Gasmenge ist also:

$$(QC)_n = Mg \cdot \int_0^N (A - V) \cdot dt. \qquad\qquad \text{(III)}$$

Die in der Zeiteinheit durch das Gehirn geströmte Blutmenge errechnet sich demzufolge nach der Formel:

$$Mg = \frac{(QC)_n}{\int_0^N (A-V) \cdot dt}. \qquad\qquad \text{(IV)}$$

Die vom Gehirn aufgenommene Stickoxydulmenge (QC) kann beim Menschen nicht direkt bestimmt werden. Nach Beendigung des Gasaustausches zwischen Blut und Hirngewebe (nach ca. 10 min) kann jedoch die Gaskonzentration pro Gewichtseinheit Hirngewebe aus dem Blut bestimmt werden. Der Stickoxydulgehalt des Hirngewebes entspricht dann dem Produkt aus der venösen Endkonzentration (Vn) und dem Verteilungskoeffizienten (S) zwischen Blut und Gewebe:

$$\frac{(QC)}{W} = V_n \cdot S. \qquad\qquad \text{(V)}$$

(Der Verteilungskoeffizient zwischen Blut und Gewebe beträgt 1,0).

Damit ist das Minutenvolumen der Durchblutung für 100 g Hirngewebe in meßbaren Größen definiert:

$$\frac{Mg}{W} = \frac{V_n \cdot S}{\int_0^N (A-V) \cdot dt}. \qquad\qquad \text{(VI)}$$

Die Durchblutungsgröße des Hirns wird in Milliliter pro 100g Gewebe in der Minute (*cerebral-blood-flow* [*CBF*]) definiert und ergibt sich aus der Beziehung:

$$CBF = \frac{100 \cdot V_n \cdot S}{\int_0^N (A-V) \cdot dt}. \qquad\qquad \text{(VII)}$$

Bei konstantem Verteilungskoeffizienten zwischen Blut und Gewebe sind die venösen Endkonzentrationen (V_n) und der Verlauf der N_2O-Konzentrationskurven im arteriellen (A) bzw. venösen (V) Blut ein Maß für die Größe der Hirndurchblutung. Je schneller die arteriovenöse N_2O-Differenz ausgeglichen ist, um so größer ist die in der Zeiteinheit durch das Hirn geströmte Blutmenge. Das Integral der pro Zeiteinheit genau bestimmten arteriellen bzw. venösen N_2O-Konzentrationen ergibt zeichnerisch dargestellt einen Kurvenverlauf nach Art einer Exponentialfunktion:

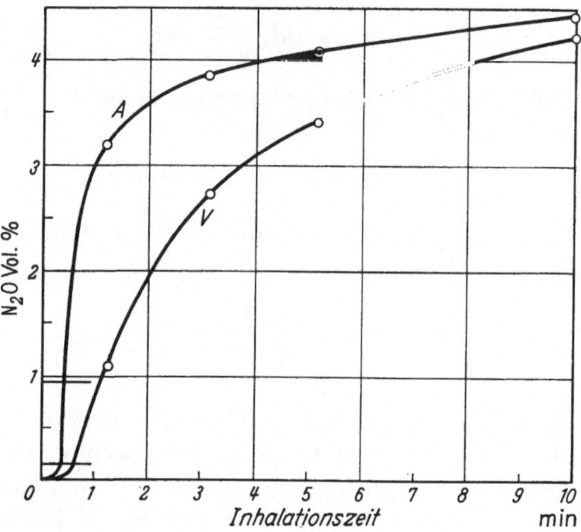

Abb. 4. Typische N_2O-Konzentrationskurven während 10 min dauernder Inhalation von 15 % N_2O. (A: arterielle, V: venöse [V. Jugul. int.] Konz.). Aus KETY, S. und C. F. SCHMIDT: J. clin. Invest. **27**, 476 (1948)

Die Stickoxydul-Konzentrationen im Blut werden nach dem Verfahren von VAN SLYKE bestimmt.

Die Krypton-85-Methode von Lassen und Munck

Die von LASSEN und MUNCK im Jahre 1955 [104] inaugurierte Krypton-85-Methode beruht ebenfalls auf dem FICKschen Prinzip der Minuten-Volumen-Bestimmung und daher auf den gleichen theoretischen Voraussetzungen wie die Stickoxydulmethode von KETY und SCHMIDT. Anstelle von Stickoxydul wird eine kleine Menge Krypton-85 in ein geschlossenes Atemsystem eingebracht und die Emissionen mit einem GEIGER-MÜLLER-Zählrohr registriert. Weiterhin werden die radioaktiven Emissionen in der Arteria femoralis sowie im Bulbus venae jugularis gemessen. Unter Anwendung des FICKschen Prinzips kann die Konzentration des Krypton-85 im Hirngewebe durch folgende Gleichung ausgedrückt werden:

$$\frac{dC_b}{dt} = \frac{CBF}{100}\,[C_a(t) - C_v(t + \tau)].\qquad\text{(VIII)}$$

$C_b(t)$ bedeutet die Konzentration von Krypton-85 im Hirn nach der Zeit (t), ausgedrückt in Einheiten ^{85}Kr pro Gramm Hirngewebe. (Unter Hirngewebe wird hierbei das in den cerebralen Gefäßen enthaltene Blut mit eingerechnet).

CBF bedeutet die in 1 min durch 100 g Hirngewebe geflossene Blutmenge.

$C_a(t)$ und $C_v(t + \tau)$ sind die ^{85}Kr-Konzentrationen im Blut der Arteria femoralis bzw. des Bulbus venae jugularis nach der Zeit t und $t + \tau$, wobei τ die mittlere Zirkulationszeit für das Hirn bedeutet. (Die Konzentrationen werden in ^{85}Kr-Einheiten pro Millimeter Blut ausgedrückt.)

Entsprechend der von KETY und SCHMIDT angewendeten Formel (III) errechnet sich die ^{85}Kr-Konzentration im Hirn nach der Gleichung:

$$C_b(t) = \frac{CBF}{100} \int\limits_0^t [C_a(t) - C_v(t + \tau)]\,dt.\qquad\text{(IX)}$$

Die relativen ^{85}Kr-Konzentrationen in A. femoralis ($C_a(t)$) und Bulbus venae jugularis ($C_v(t)$) können für unendliche Zeit aus den Messungen während eines 14 min dauernden Experiments kalkuliert werden. Denn es wurde festgestellt, daß bei Anwendung eines 60 l enthaltenden geschlossenen Atemsystems die arteriellen und venösen Konzentrationskurven zwischen der 6. bis 9. min und der 14. min (Ende der Meßperiode) aus den folgenden Formeln analysiert werden können:

$$C_a(t) = C_a(14) \qquad\text{(X)}$$

6 bis 9 min $< t <$ 14 min

$$C_v(t) = C_v(14)\,[1 - k_1\,e^{-k_2 t}] \qquad\text{(XI)}$$

(k_1 und k_2 sind Konstanten die man erhält, wenn man $[C_a(14) - C_v(t)]$ von einer semilogarithmischen Skala abliest).

Demnach kann die ^{85}Kr-Konzentration im Hirn nach der 14. min durch folgende Gleichung berechnet werden:

$$C_b(\infty) = \frac{CBF}{100} \int\limits_0^{14} [C_a(t) - C_v(t + \tau)]\,dt$$

$$+ \int\limits_{14}^{\infty} [C_a(14) - C_a(14)\,(1 - k_1\,e^{-k_2(t + \tau)}]\,dt.\qquad\text{(XII)}$$

Der Verteilungskoeffizient zwischen Blut und Hirn (S) für ^{85}Kr wurde von Lassen und Munck [104] mit 1,059 experimentell ermittelt. Dieser Koeffizient wird durch den Hämatokritwert nur gering beeinflußt.

Die Formel XII kann zur Berechnung der Hirndurchblutung (CBF) nach Einsatz von $C_h(\infty) = S\,C_v(\infty)$ umgewandelt werden:

$$CBF\ (\mathrm{ml}/100\ \mathrm{g/min}) = \frac{100\ S\,C_a(14)}{\int\limits_0^{14} [C_a(t) - C_v(t+\tau)]\,dt + [C_a(14) - C_v(14+\tau)]\,1/k_2}$$

$$(\mathrm{XIII})$$

Wie Lassen und Munck selbst ausführen [104], kann das berechnete Ergebnis durch einige Faktoren beeinflußt werden:

1. Durch die mittlere Zirkulationszeit zwischen Lunge und Hirn.

2. Durch die mittlere Zirkulationszeit im Hirn.

3. Durch unvollständiges Äquilibrium der ^{85}Kr-Konzentration zwischen Blut und Hirngewebe, da die Hirnkonzentration aus der Blutkonzentration und einem Verteilungskoeffizienten errechnet wird.

4. Durch Änderung dieses Verteilungskoeffizienten bei Schwankungen des Hämatokritwertes.

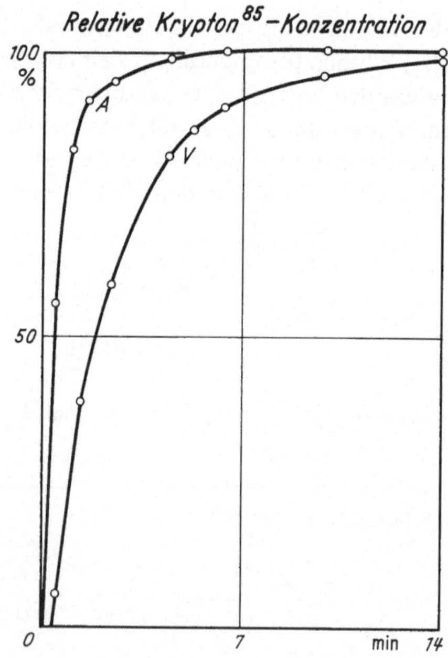

Abb. 5. Typische ^{85}-Kr-Konzentrationskurven während einer 14 min dauernden Meßperiode. (A.: Konz. in A. femoralis, V: Konz. in Bulb. ven. jugul. int.). Aus Lassen, N. A. und O. Munck [104]

Die von LASSEN und MUNCK inaugurierte Krypton-85-Methode zur Messung der Durchblutung des Gesamthirns wurde von INGVAR und LASSEN [83] – 1962 – zur Messung der regionalen Hirndurchblutung umgewandelt. Da diese Methode für die Fragestellung der vorliegenden Arbeit unerheblich ist, wird auf sie an dieser Stelle nicht näher eingegangen.

Die kurvenmäßige Darstellung des arteriellen und venösen (Bulbus sup. ven. jugul. int.) Krypton-85-Konzentrationsverlaufes ergibt ein ähnliches Bild wie bei der N_2O-Methode von KETY und SCHMIDT (vergl. Abb. 4).

Eigene Untersuchungen

Die Farbstoffverdünnungsmethode mit Cardiogreen (Indocyanin) zur Messung der cerebralen Durchblutung beim Hund

Die Stickoxydulmethode von KETY und SCHMIDT konnte bei den vorliegenden Untersuchungen über die cerebrale Durchblutung unter der Wirkung von Dehydrobenzperidol und Fentanyl – der s. g. Neuroleptanalgesie – nicht angewendet werden, da die Versuchstiere eine Basisanaesthesie mit Stickoxydul erhalten mußten. Stickoxydul war für das Vorhaben besonders geeignet, weil es einerseits bei der klinisch praktizierten NLA routinemäßig angewendet wird (siehe S. 5 u. 6) und andererseits nur oberflächliche Narkose ohne wesentlichen Einfluß auf cerebrale Durchblutung und Sauerstoffaufnahme erzeugt. Zumindest ist der zu erwartende Einfluß auf den Hirnmetabolismus geringer als bei Anwendung von Barbituraten oder anderen Inhalationsnarkotika. Eine Basisanaesthesie mit Stickoxydul bietet daher relativ günstige Bedingungen für die Messung der Ausgangswerte (Kontrolle).

Gegen die Eignung der Krypton-85-Methode von LASSEN und MUNCK bestanden ebenfalls Bedenken, da die zur Berechnung der Hirndurchblutung verwendete cerebrale ^{85}Kr-Aufnahme durch Veränderungen der cardiovasculären Funktion, insbesondere der Zirkulationszeiten zwischen Lunge und Hirn sowie innerhalb des Hirnkreislaufs, beeinflußt werden kann (siehe oben). Mit Änderungen der cardiovasculären Funktion, besonders aber der cerebralen Durchblutung, mußte bei Anwendung der NLA gerechnet werden.

Es mußte daher eine Methode gewählt werden, die eine Messung der cerebralen Durchblutung weitgehend unabhängig von Änderungen der Zirkulationszeiten mit einer Genauigkeit ermöglicht, die mit den herkömmlichen Methoden vergleichbar ist.

Das Prinzip der Farbstoffverdünnung schien die notwendigen Voraussetzungen zu haben. Farbstoffverdünnungsmethoden wurden zur Messung des Blutzeitvolumens einzelner Organe, z. B. der Niere, bereits verwendet [97]. GIPPS und Mitarb. – 1947 – [47] sowie SCHIMMLER – 1956 – [154] ver-

wendeten Evansblue (T 1824) und HELLINGER und Mitarb. – 1962 – [59]
Cardiogreen zur Messung der Hirndurchblutung beim Menschen.

Beim *Hund* wurden Farbstoffverdünnungsmethoden zur Messung der
Hirndurchblutung bisher noch nicht angewendet. Bei den vorliegenden
Untersuchungen wurde Cardiogreen (Indocyanin) als Indikator verwendet.
Dieser Farbstoff hat gegenüber blauen Farbstoffen den Vorteil, daß sein
Absorptionsmaximum bei 508 mμ im Infrarotbereich liegt. Im Bereich
dieser Wellenlänge ist die Infrarotabsorption für Hämoglobin unabhängig
von dessen Sauerstoffsättigung. Bei den Versuchen mußte jedoch mitÄnde-
rungen der Hb_{O_2}-Sättigung gerechnet werden, zumal die Messung der
Farbstoffverdünnungskurve im venösen Blut erfolgt. Deshalb konnten Blau-
farbstoffe nicht verwendet werden, weil deren Absorptionsmaximum im In-
frarot- und Rotbereich liegt und somit von der Sauerstoffsättigung des Hä-
moglobins stark beeinflußt wird.

Physikalisch-mathematische Grundlagen

Vor mehr als 70 Jahren wurde das Prinzip der Indikatorverdünnung von
G. N. STEWART [167] zur Bestimmung des Herzzeitvolumens angegeben.
Im Jahre 1932 berichteten W. F. HAMILTON und Mitarb. [55] über den Aus-
bau der Indikatorverdünnungsmethode und erreichten bereits die Registrie-
rung einer Farbstoffverdünnungskurve. Mit dieser STEWART-HAMILTON-
Methode wurden zahlreiche Untersuchungen über das Herzzeitvolumen,
Kreislaufzeiten und regionale Durchblutungen sowie Blut(Plasma-)volu-
menbestimmungen durchgeführt.

Das Modell.

Injiziert man in den konstanten Zufluß bei *A* einer Mischkammer unbe-
kannten Inhaltes eine kleine, bekannte Indikatormenge (*I*) und mißt am Aus-
fluß der Mischkammer bei *B* den Konzentrationsablauf des Indikators,
kann das in der Zeiteinheit durch die Kammer strömende Flüssigkeitsvolu-
men (*Q*) bestimmt werden:

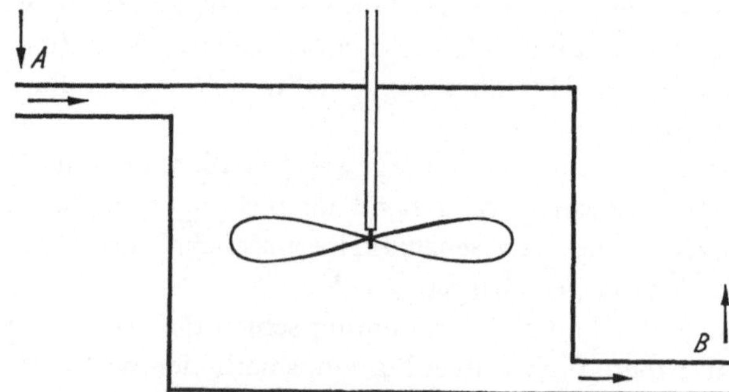

Abb. 6. Modell einer Mischkammer entsprechend eines einfachen Kreislaufsystems.
[Nach HEGGLIN, RUTISHAUSER et al. (57).]

$$I = \int_0^\infty c \cdot \dot{Q} \cdot dt \qquad \text{(XIV)}$$

Bei konstantem Durchfluß kann $\dot{Q}$ vor das Integral genommen werden:

$$I = \dot{Q} \cdot \int_0^\infty c \cdot dt \qquad \text{(XV)}$$

Durch Umformung von (XV) erhält man das gesuchte:

$$\dot{Q} = \frac{I}{\int_0^\infty c \cdot dt} \qquad \text{(XVI)}$$

Der Nenner der Formel XVI ist das Integral der Konzentrationszeitkurve und entspricht bei graphischer Darstellung der Fläche unter der Indikatorverdünnungskurve.

Zur Messung des Blutzeitvolumens eines Organs mit der Farbstoffverdünnungsmethode

Die einfachen Bedingungen der Modellvorstellung werden bei der Anwendung der Indikatorverdünnungsmethode zur Messung des Blutzeitvolumens am lebenden Organ durch verschiedene Faktoren kompliziert:

a) Der in die Zuflußbahn (Arterie) injizierte Farbstoff muß vor oder während der Organpassage mit dem Blut gleichmäßig vermischt werden. Wenn das nicht der Fall ist, werden die in der Ausflußbahn (Vene) gemessenen Indikatorkonzentrationen in der Zeiteinheit zu groß und das daraus berechnete Durchströmungsvolumen zu klein sein.

b) Um die Durchblutung des Gesamtorgans messen zu können, besteht die Voraussetzung, daß der injizierte Indikator mit dem Durchblutungsvolumen des Gesamtorgans vermischt wird. Das ist jedoch nicht der Fall, wenn die zur Indikatorinjektion benutzte Arterie nur an der Durchblutung eines begrenzten Organabschnittes beteiligt ist. Der hierdurch eintretende Fehler kann aber ganz oder teilweise korrigiert werden, wenn eine Vermischung des Farbstoffes mit dem gesamten Ausflußvolumen v o r der Registrierstelle stattfindet.

c) Durch die üblichen Indikatoren wird lediglich der Plasmaraum des durchströmenden Blutes markiert, nicht jedoch die korpuskulären Bestandteile des Blutes. Um aus der Konzentrationszeitkurve das durchströmende Blutvolumen bestimmen zu können, muß der Hämatokritwert mit berücksichtigt werden.

Die anatomischen Voraussetzungen für die Anwendung einer Farbstoffverdünnungsmethode zur Messung des cerebralen Blutzeitvolumens beim Hund

Wie bei den meisten für Laboratoriumszwecke geeigneten Haustieren nimmt auch beim Hund der arterielle Zufluß und venöse Abfluß des Hirns vielfältige Wege.

Das Hirn wird beim Hund vorwiegend über die Aa. carotis und vertebralis versorgt. Die A. carotis interna ist aber nur als schwaches Gefäß angelegt. Ein in die A. carotis communis injizierter Indikator würde zu einem großen Teil in extracerebrale Versorgungsgebiete dieser Arterie abfließen, über die zahlreichen Anastomosen zwischen extracerebralem und cerebralem Gefäßnetz [172] jedoch teilweise wieder in den Versorgungsbereich der A. carotis interna gelangen. Die Farbstoffinjektion in die sehr kleine A. carotis interna würde zwar theoretisch den Abfluß in das extracerebrale Kreislaufgebiet vermindern, praktisch ist die Volumenkapazität des Gefäßes beim Hund jedoch so klein, daß eine schnelle, schußartige Farbstoffinjektion zum Reflux in die A. carotis communis führt. Diese Erscheinung konnte durch die Angiographie deutlich nachgewiesen werden [172]. Auch bei der Farbstoffinjektion in die A. carotis interna werden wider Erwarten wesentlich höhere Blutzeitvolumina gemessen als bei Injektion in die A. carotis communis. Dieses Phänomen kann nur dadurch erklärt werden, daß Farbstoff bei der Injektion in die A. carotis communis zurückfließt. Darüber hinaus wird das Lumen der A. carotis interna durch den einzuführenden Kunststoffkatheter eingeengt, so daß der Transport des Farbstoffes in das Hirn durch den verminderten Blutfluß im Gefäß nicht unerheblich beeinflußt wird. Um den Farbstoffverlust in extracerebrale, an der Hirndurchblutung nicht, oder nur unwesentlich beteiligte Gefäßgebiete bei Injektion in die A. carotis communis auf ein Minimum zu reduzieren, müssen einige Seitenäste der A. carotis ligiert werden. Bei einer Farbstoffinjektion cranial der A. thyreoidea müssen vor allem die Aa. laryngealis, lingualis und facialis unterbunden werden. Die A. occipitalis hat eine starke Anastomose mit der A. vertebralis [172] und ist nicht unwesentlich an der Hirndurchblutung beteiligt. Auf ihre Ligatur wird daher verzichtet. Trotz dieser Maßnahmen muß mit einem geringen Farbstoffverlust in extracerebrale Gebiete gerechnet werden, so daß die ermittelten Werte der Hirndurchblutung etwas über den realen Größen liegen.

Der *venöse* Abfluß des cerebralen Blutes erfolgt nach dem Verlassen der intracraniellen Sinus über den gesamten Kopf- und Halsvenenkomplex, besonders aber über die Vv. jugularis externa und das vertebrale Venengeflecht. Eine Messung der Farbstoffkonzentration in einer dieser Venen würde durch erhebliche Beimengungen extracerebralen Blutes keine Berechnung des cerebralen Zeitvolumens zulassen. Die Blutentnahme zur Messung der Farbstoffkonzentration muß vielmehr an einer Stelle erfolgen, die repräsentatives Mischblut des Gesamthirns führt. Beim Menschen wäre das der Bulbus superior der vena jugularis interna. Der Hund verfügt im Gegensatz zu den meisten Haussäugetieren über einen *Confluens sinuum*. Wie das venöse Angiogramm (Abb. 7) zeigt, findet an dieser Stelle die Vereinigung

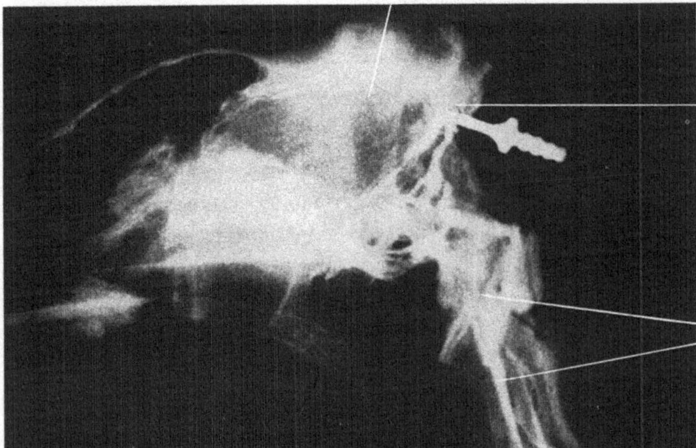

Abb. 7. Das venöse Angiogramm zeigt den im Confluens sinuum liegenden Konektor, über den das venöse Hirnblut zur Registrierung der Farbstoffverdünnungskurve abgenommen wird

des dorsalen Sinussystems, bestehend aus den Sinus sagittalis, rectus und transversus-temporalis, statt. Dieses Sinussystem führt die Hauptmasse des Hirnblutes ab. Der Confluens sinuum liegt beim Hund in der Diploeschicht des Hinterhauptbeines und ist darum ohne Eröffnung der inneren Schädelkapsel von außen zugängig. Allerdings enthält das an dieser Stelle durchfließende venöse Hirnblut geringe Beimengungen extracerebralen Blutes, das aus der Kopfschwarte und Kopfmuskulatur stammt und über Anastomosen zwischen Diploevenen und Sinus sagittalis einfließt. Die Menge des über den Confluens sinuum abfließenden extracerebralen Blutes ist jedoch so gering, daß ihr prozentualer Anteil im Bereich des methodischen Meßfehlers liegt. Außerdem gelingt es, diese extracerebrale Beimischung in der Farbstoffverdünnungskurve zu erkennen: Die auf extracerebralen Wegen über die Diploevenen in das Sinussystem einfließenden Farbstoffpartikel haben eine längere Zirkulationszeit als die direkt über den Hirnkreislauf fließenden Partikel. Dadurch erfährt die Farbstoffverdünnungskurve bei mittlerer oder langer cerebraler Zirkulationszeit eine Unterbrechung ihrer exponentiellen Funktion durch die Einschaltung eines sekundären Konzentrationsanstieges vor dem Auftreten der Rezirkulationskurve (Abb. 8). Bei sehr kurzer cerebraler Zirkulationszeit geht dieser sekundäre Konzentrationsanstieg extracerebralen Ursprungs in den Rezirkulationskurven unter. Durch graphische Extrapolation kann dann der farbstoffmarkierte Anteil extracerebralen Blutes ausgeschaltet werden.

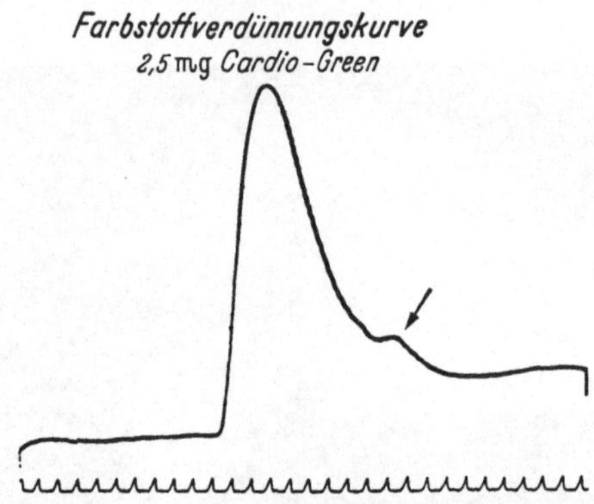

Abb. 8. Typische cerebrale Farbstoffverdünnungskurve mit sekundärem Konzentrationsanstieg (←) extracerebralen Ursprungs

Die Berechnung des cerebralen Blutzeitvolumens aus der Farbstoffverdünnungskurve

Zur Berechnung des cerebralen Blutzeitvolumens aus der Farbstoffverdünnungskurve sind folgende Größen in die Berechnungsformel (XVII) einzufügen:

1. Injizierte Farbstoffmenge (I)
2. Eichausschlag des Schreibers in mm/mg/l (a)
3. Eichkonzentration in mg/l (C_E)
4. Der Flächeninhalt der primären Farbstoffverdünnungskurve ($\int_0^\infty c \cdot dt$)
5. Der mit dem Faktor 0,96 korrigierte [4, 52, 148] Hämatokritwert ($H_{korr.}$)
6. Die Zeit in Sekunden vom Konzentrationsanstieg bis zum approximativen Nullpunkt der Farbstoffverdünnungskurve entsprechend ihrer Abszisse (dt).

Unter Einfügung der Größen 1)–6) wird die Formel XVI umgewandelt:

$$\dot{Q} = \frac{\dfrac{60}{dt} \cdot I \cdot a \cdot 100}{\dfrac{\int_0^\infty c \cdot dt}{2,5} \cdot C_E \cdot (100 - H k_{korr.})} \ \mathrm{l/min} \qquad \text{(XVII)}$$

wobei der Faktor 2,5 im Nenner der Gleichung die Registriergeschwindigkeit in mm/sec bedeutet. Das cerebrale Blutzeitvolumen wird jedoch in

Milliliter pro 100 g Hirngewebe *(CBF)* ausgedrückt. Das ermittelte Zeitvolumen $\dot{Q}$ muß daher umgerechnet werden:

$$CBF = \dot{Q} \cdot \left[\frac{100}{HG} \right] \qquad \text{(XVIIa)}$$

(HG = durch Wiegen ermitteltes Hirngewicht)

Die Ermittlung des Flächeninhalts der Farbstoffverdünnungskurve. In der Literatur werden verschiedene Methoden zur Bestimmung des Flächeninhalts der Primärkurve beschrieben [27, 58, 62, 106, 175, 176].

In der vorliegenden Arbeit erfolgte die Berechnung des Flächeninhalts nach einem halbgraphischen planimetrischen Verfahren. Um den approximativen „Nullpunkt" des exponentiellen Kurventeils zu ermitteln, wurde mit Hilfe eines Millimeter-Rasters die Höhe der abfallenden Konzentrationskurve über jeder Meßsekunde in Millimetern gemessen und auf semilogarithmisches Papier übertragen (Abb. 9). Entsprechend der Exponentialfunktion des abfallenden Schenkels der Kurve ergibt sich nunmehr eine Gerade, deren Schnittpunkt mit der Nullinie dem gesuchten „Nullpunkt" entspricht. Die auf dem semilogarithmischen Papier ausgemessene Kurvenbasis entspricht der Passagezeit *(dt)* der Farbstoffpartikel am Meßpunkt und wird auf die Originalkurve übertragen. Der abfallende Schenkel der Kurve wird mit einem passenden Kurvenlineal mit dem ermittelten Nullpunkt verbunden. Bei geringen Zeitvolumina und langsamer Zirkulationszeit werden häufig Kurven mit flachgestrecktem, abfallendem Schenkel registriert. In solchen Fällen empfiehlt sich nicht die Verwendung eines Kurvenlineals, da erhebliche Meßfehler eintreten können. Hierbei wird im umgekehrten Verfahren die auf semilogarithmischem Papier aufgezeichnete Gerade der Exponentialfunktion auf das Millimeterpapier des Registrierstreifens übertragen,

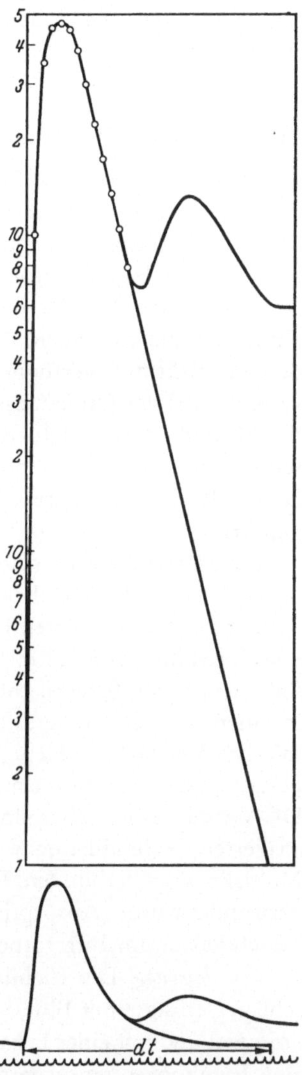

Abb. 9. Die Ermittlung des approximativen Nullpunktes des exponentiellen Abfalles (Verdünnungsschenkel) der Primärkurve und damit der Strecke *dt* erfolgt durch Umzeichnen auf semilogarithmisches Papier und Verlängerung der entstehenden Geraden auf die Abszisse

woraus sich exakt der Kurvenverlauf bis zum Nullpunkt ermitteln läßt. Der
Flächeninhalt der Primärkurve kann nun mit einem Planimeter ausgemessen
werden, wobei jeweils der Mittelwert aus 3 Einzelmessungen genommen
wird.

Meßtechnik und Registrierung

Blutdruckmessung. Die Druckmessung in Arteria carotis und Confluens
sinuum erfolgte mit Statham-Transducers Typ P 23 Db, die über Dreiwege-
hähne mit intravasal liegenden PCV-Kathetern verbunden wurden. Die Ver-
stärkung der Signale erfolgte mit je einem Trägerfrequenz-Meßverstärker
System Hellige Typ Ma-88 und die Registrierung über Hellige-Vor- und
Endverstärker mit einem 4-Kanal-Multiscriptor Typ Mr 76. Der verwendete Multiskriptor verfügte über direkt schreibende 30 und 60 mm Schreib-
systeme. Bei der Druckmessung waren die 30 mm-Systeme ausreichend, da
der Mitteldruck (zeitlich arithmetischer Mittelwert des Druckes) registriert
wurde und somit keine Abhängigkeit von der Linearität des Schreibsystems
außerhalb $\pm$ 25 mm bestand. Die Eichung wurde elektromechanisch durchgeführt.

Die Registrierung der Farbstoffverdünnungskurve. Der im Confluens sinuum
liegende steife PCV-Katheter wurde mit einer Kipp-DB-Pumpe (Typ Mo-
35) zur konstanten Blutentnahme über eine Trennkammer verbunden. Das
mit einem flow von 0,8 ml/sec abgesaugte Blut wurde durch eine Durchflußküvette von 0,02 ml Inhalt geleitet. Die Durchflußküvette befand sich
in einem Hellige-Universaltransmitter, der seinerseits mit einem 2-Kanal-
mV-DC-Verstärker (Hellige) verbunden war. Der Universaltransmitter
gestattet die Absorptionsmessung im Rot- und Infrarotbereich. Der mV-
DC-Verstärker war über einen für die vorliegende Anordnung speziell kon-
struierten Nullindikator Vv-92 mit einem 60 mm-Breitschreibsystem des
Multiskriptors verbunden. Da bei den Versuchen Cardiogreen als Farbstoff
verwendet wurde (Absorptionsmaximum bei 508 mμ) erfolgte die Messung
ausschließlich im Infrarotbereich.

Die Eichung. Die Eichung des Verstärkers und damit des Schreibaus-
schlages erfolgte mit Blut, welches dem Sinus über den Dreiwegehahn entnommen und mit einer bekannten Farbstoffmenge vermischt wurde, so daß
eine Eichkonzentration von 5 mg/l entstand. Die Blut-Farbstoffmischung
wurde über den Dreiwegehahn mit der Absaugpumpe durch die Meßküvette
gesaugt und der Schreiberausschlag (8–10 mm/5 mg/l) von der Nullinie gemessen, die durch Umschalten des Hahnes und Durchsaugen von Sinusblut
erhalten wurde. Hierbei war zu beachten, daß das Eichblut die gleiche Tem-
peratur wie das Sinusblut behielt, was durch Wasserbad gewährleistet wurde. Die Eichverstärkung mußte niedrig genug gehalten werden, damit der
Maximalausschlag des Schreibers bei Erreichen der Gipfelkonzentration

nicht den linearen Bereich des Schreibwerkes überschritt. Der Linearbereich wurde durch aufsteigende Konzentrationsreihe mit 45 mm Ausschlag für das 60 mm-Breitschreibsystem ermittelt.

Die Electrencephalographie. Die Aufzeichnung des EEG diente lediglich der groben Orientierung über die jeweilige Schlaftiefe des Versuchstieres. Es wurde daher kein Wert auf topische Beurteilung der abgeleiteten Aktionsströme gelegt. Die Ableitung erfolgte mittels Nadelelektroden, die beiderseits in die Mm. temporalis eingestochen wurden. Muskelaktionsströme wurden hierbei nicht mit registriert, da die Versuchstiere vollständig relaxiert waren. Die Nullelektrode wurde an der Ohrmuschel angelegt. Die Vorverstärkung erfolgte mit einem von CHF. MÜLLER nach dem System TÖNNIES hergestellten Spezialverstärker Typ 1958/604 und bei einer Zeitkonstanten von 0,2 sec. Die Papiergeschwindigkeit bei der EEG-Registrierung betrug 10 bzw. 25 mm/sec.

Die Messung der endexspiratorischen Kohlensäurekonzentration. Mit dem Endotrachealkatheter wurde mittels T-Stück ein PVC-Schlauch mit eingeschaltetem Kondenswasserabscheider verbunden, der kontinuierlich (80 l/h) Gasproben einem Ultrarot-Absorptionsspektographen (URAS der Fa. Hartmann & Braun) zuleitete. Die Ablesung erfolgte über ein Anzeigeinstrument; auf Registrierung wurde verzichtet.

Die Messung des arteriellen und venösen Sauerstoff- und Kohlensäuregehaltes.

a) Die *Blutentnahme* erfolgte mit Ganzglasspritzen, deren Totraum mit Paraffinöl ausgefüllt wurde [131]. Das arterielle Blut wurde über einen Dreiwegehahn und PVC-Katheter aus der A. carotis, venöses Blut in gleicher Weise aus dem Confluens sinuum entnommen. Die Spritzen wurden unmittelbar nach der Entnahme mit Metallkappen dicht verschlossen. Die Blutproben wurden innerhalb 30 min der Analyse unterzogen.

b) Die *Messung* des Sauerstoff- und Kohlensäuregehaltes erfolgte nach dem manometrischen Verfahren von VAN SLYKE und wird dementsprechend in Vol.% angegeben.

Die verwendeten Versuchstiere

Insgesamt wurden 26 Bastardhunde beiderlei Geschlechts verwendet, die auf normalen Gesundheitszustand tierärztlich untersucht wurden. Für die Erprobung der Methodik wurden 8 Hunde verwendet. Die hierbei erhaltenen Meßwerte wurden jedoch nicht verwertet. 2 Hunde starben zu Beginn des Versuchs. Die übrigen 16 Hunde bildeten die eigentliche Versuchsserie und lieferten die nachfolgend aufgeführten Ergebnisse. Es handelte sich um 11 männliche und 5 weibliche Hunde mit einem durchschnittlichen Körpergewicht von 22,5 kg. Das Hirngewicht dieser Tiere betrug im Mittel 84,5 g. Der Hämatokritwert betrug durchschnittlich 53,6%.

Die Versuchsanordnung

Die Anaesthesie. Die Prämedikation der Tiere erfolgte kurz vor Anaesthesiebeginn mit 0,5 mg Atropin. sulf. intravenös. Die Einleitung der
Anaesthesie wurde mit 500mg Propanidid intravenös durchgeführt. Nach Vollrelaxierung mit ca. 60 mg Succinylcholin wurden die Tiere endotracheal intubiert und anschließend mit einem Stickoxydul-Sauerstoffgemisch im Verhältnis 70:30% mit einem Howell-Ventilator kontrolliert beatmet. Das Beatmungsvolumen richtete sich nach dem endexspiratorischen Kohlensäurewert, der fortlaufend kontrolliert und bei 5 Vol.% gehalten wurde. Der sehr schnell ablaufende Abbauvorgang des Propanidids [137, 178] ließ erwarten, daß nach Beendigung der Präparation zum Anschluß der Meßgeräte keine hypnotische Wirkung des Narkosemittels mehr vorhanden war. Die Anaesthesie während der Messung der Kontrollwerte wurde also nur durch Stickoxydul erzeugt. Das EEG zeigte dementsprechend einen für die Stickoxydulanaesthesie typischen frequenten Kurvenverlauf mit kleiner Amplitude (Abb. 3). Nach Abklingen der

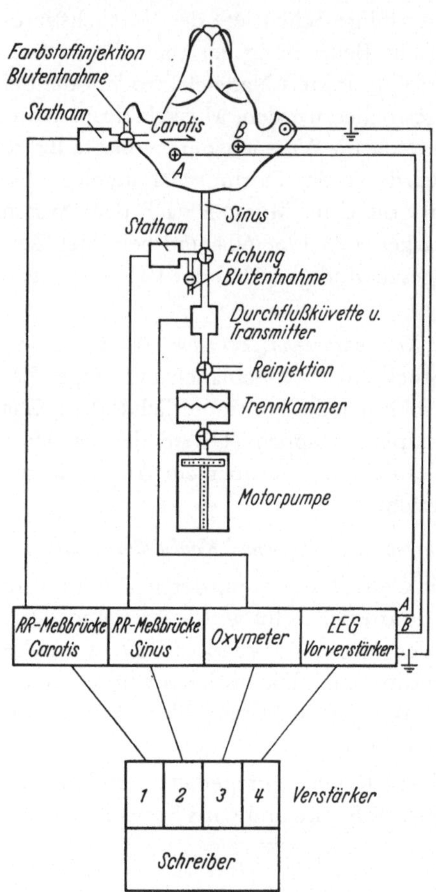

Abb. 10. Schematische Darstellung der
technischen Versuchsanordnung

Succinylcholinwirkung wurde die notwendige Muskelentspannung mit
fraktionierten Dosen Gallamin unterhalten.

Präparation der Tiere und Anschluß der Meßgeräte. Bei der operativen
Präparation zum Anschluß der Meßgeräte hatte sich folgende Technik
bewährt:

Das Tier wird nach Einleitung der Anaesthesie und endotrachealen Intubation in Rückenlage auf dem Operationstisch fixiert. Zur Vermeidung
unerwünschter Sickerblutungen durch die nachfolgende Gerinnungshem-

mung mit Heparin werden die Präparationen mit einem Glühkauter durchgeführt. Nach Freilegung der linken A. carotis communis erfolgt die Darstellung ihrer Seitenäste: Aa. thyreoidea, laryngealis, lingualis, occipitalis und facialis. Die Aa. thyreoidea, laryngealis, lingualis und facialis werden unterbunden. Über die A. thyreoidea wird ein dünner (PE 160) PVC-Katheter bis vor den Abgang der A. carotis interna vorgeschoben und über einen Dreiwegehahn mit einem Statham-Transducer verbunden. Danach muß der Kopf des Tieres hochgelagert und an einem verstellbaren Bügel fixiert werden (Abb. 13). Durch diese Lagerung ergibt sich ein freier Zugang zum Hinterhaupt. Außerdem wird damit einem möglichen venösen Reflux aus dem abführenden Schenkel entgegen gewirkt. Über der Protuberantia occipitalis wird nun ein genau in der Mediane liegender Längsschnitt gelegt und die Nackenmuskulatur vom Hinterhaupt abpräpariert, so daß ein zylindrischer Bohrkanal (Ø 2mm) dicht unterhalb der Protuberantia occipitalis angelegt werden kann. Die Achse dieses Bohrkanals muß mit der naso-occipitalen Linie zusammenfallen und ebenfalls exakt in der Mediane liegen. Die Orientierung wird durch die crista occipitalis erleichtert. In etwa 5–7 mm Tiefe dringt der Bohrer in den Confluens sinuum ein, aus dem sich sofort Sinusblut in lebhaftem Fluß entleert. Nun wird ein harter, dickwandiger Teflonkatheter von mindestens 2 mm Durchmesser durch das Bohrloch in den Confl. sin. eingeschoben. Der Katheter muß gegen die Wand des Bohrkanals absolut abdichten, da sonst Luftblasen angesaugt werden, die die Messung erheblich stören. Der Teflon-Katheter wird über einen Dreiwegehahn einerseits mit einem Statham-Transducer andererseits über die Durchflußküvette des Universaltransmitters mit der Absaugpumpe verbunden (Abb. 12, 13). Nach Heparinisierung des Tieres erfolgte die Eichung des Schreibers entsprechend der auf S. 32 beschriebenen Methode.

Der Zeitplan. Der zeitliche Ablauf des einzelnen Versuches ist in Abb. 11 schematisch dargestellt.

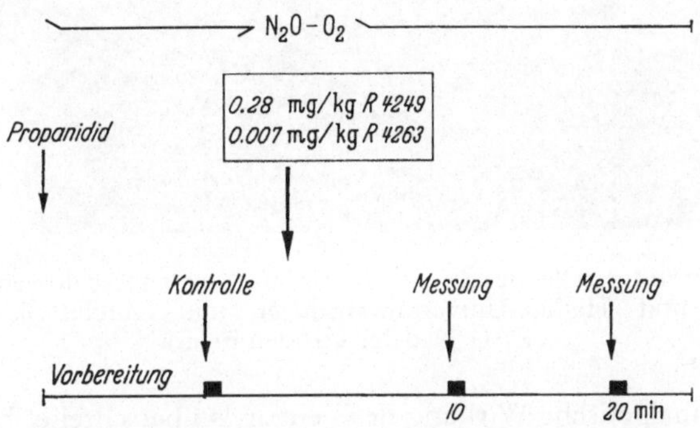

Abb. 11. Schematische Darstellung des Versuchsplanes

Für die Wahl der Meßzeiten waren Wirkungseintritt und -dauer von
Dehydrobenzperidol und Fentanyl bestimmend. Beide Pharmaka erreichen
ihren Gipfeleffekt etwa 10 min nach der intravenösen Injektion. Die typischen Veränderungen im EEG durch die Neuroleptanalgesie beginnen bereits 2–3 min nach der Injektion und sind spätestens nach 5 min voll ausge-

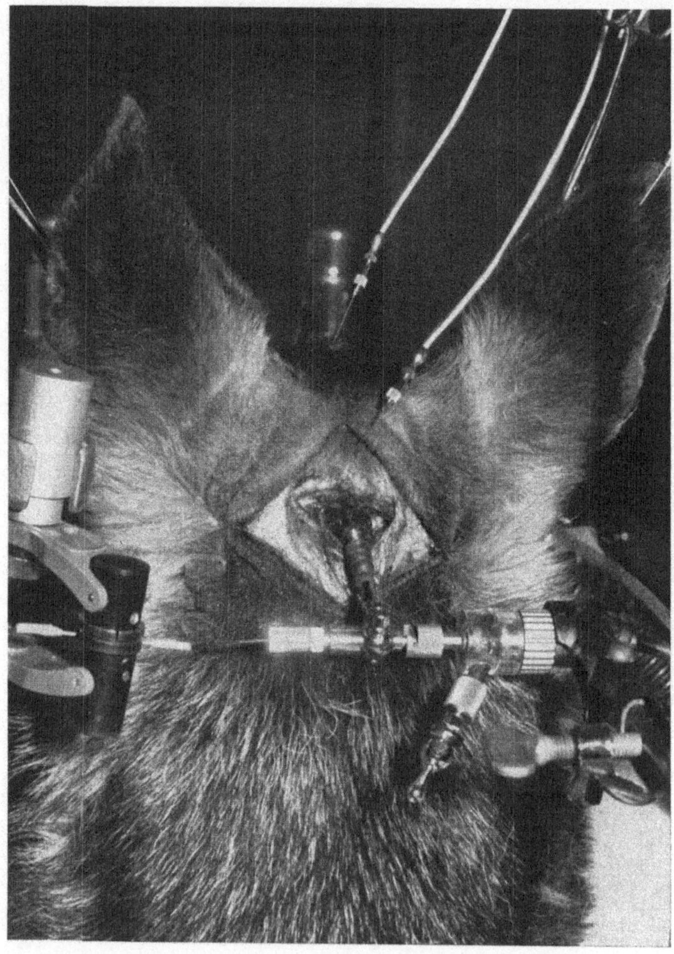

Abb. 12. Punktionsstelle des Confluens sinūum mit angeschlossenem Statham-
Transducer und Hellige-Universaltransducer mit Durchflußküvette sowie
EEG-Nadelelektroden in situ

bildet. Die analgetische Wirkung des Fentanyls überschreitet bereits 20 bis
30 min nach der Injektion ihr Maximum, während die Maximalwirkung von
DHB wesentlich länger anhält.

Die Meßzeiten wurden daher auf 10 und 20 min nach der Injektion der
beiden Pharmaka festgelegt, wobei die zweite Messung eher als Kontrolle
der ersten Messung vorgesehen war. Zu den jeweiligen Meßzeiten wurden
2 bis 3 Farbstoffverdünnungskurven im Abstand von ca. 1 min geschrieben

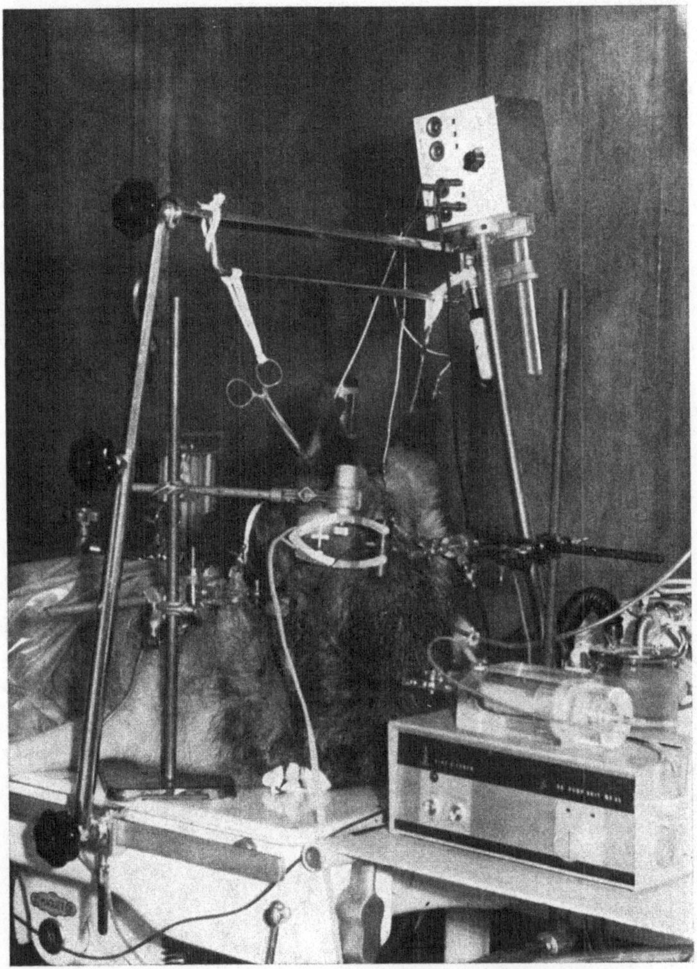

Abb. 13. Ansicht der Versuchsanordnung

und anschließend die Blutentnahme zur Gasanalyse durchgeführt. Nach
Beendigung des Versuches wurden die Tiere durch Erzeugung eines Herz-
stillstandes mit intravenös injizierter Kaliumchloridlösung getötet. Nach
Entfernung der Schädelkalotte wurden Groß- und Kleinhirn entnommen.
Der Liquor cerebrospinalis wurde aus den Ventrikeln entleert und das Ge-
samthirn gewogen.

Die Dosierung von Dehydrobenzperidol und Fentanyl. Als Richtlinie für die Dosierung der beiden Pharmaka galt einerseits der Dosierungsbereich bei pharmakologischen Untersuchungen anderer Autoren [42, 180, 181, 183], andererseits die beim Menschen übliche klinische Dosierung. Schließlich sollte die gewählte Dosis zur vollen Ausbildung der üblichen EEG-Veränderungen führen. In Vorversuchen erwies sich unter Berücksichtigung dieser Richtlinien eine Dosis von 0,28 mg/kg Dehydrobenzperidol und 0,07 mg/kg Fentanyl als geeignet. Die beiden Pharmaka wurden nach Mischung in der Spritze zusammen durch langsame (2 min) intravenöse Injektion verabreicht.

Ergebnisse

Die nachfolgend aufgeführten Ergebnisse repräsentieren die bei insgesamt 16 Bastardhunden erhaltenen Mittelwerte mit ihren Standardabweichungen. Eine Zusammenstellung aller Meßwerte befindet sich in den Tabellen 1–7.

Vor Verabreichung der Neuroleptanalgesie mit Dehydrobenzperidol und Fentanyl wurde bei jedem Tier der individuelle Ausgangswert als Kontrolle unter Stickoxydulanaesthesie genommen. Außer Muskelrelaxantien (Gallamin) erhielten die Tiere zu diesem Zeitpunkt keine anderen Pharmaka.

Die Hirndurchblutung (CBF)

Das cerebrale Blutzeitvolumen (CBF = cerebral blood flow) wird in „Milliliter Blut pro 100 g Hirngewebe in der Minute" angegeben.

Das individuelle Zeitvolumen des Gesamthirns erwies sich als sehr unterschiedlich, obwohl das durchschnittliche Hirngewicht der Tiere nur relativ geringen Schwankungen unterlag. Auch die bei den gleichen Tieren im Abstand von ca. 1 min aufgezeichneten Farbstoffverdünnungskurven wiesen gegeneinander Zeitvolumendifferenzen von mehr als 10% auf. Dieses Phänomen trat allerdings vorwiegend unter den Ausgangsbedingungen, d. h. unter alleiniger Stickoxydulanaesthesie auf. Nach Verabreichung der NLA wiesen mehrere nacheinander aufgezeichnete Farbstoffverdünnungskurven in der Regel nur geringe, jedenfalls aber unter 10% liegende Abweichungen ihres Flächeninhalts gegeneinander auf. Um zu einheitlichen Zeitwerten zu kommen, wurde zu

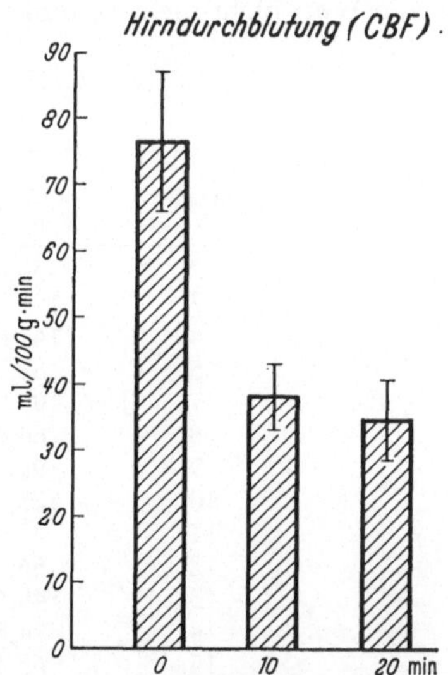

Abb. 14. Die Säulen stellen die Mittelwerte ($\bar{x}$) der CBF dar. Ausgangswert (0), 10 und 20 min nach der i. v. Injektion von 0,28 mg/kg Dehydrobenzperidol und 0,007 mg/kg Fentanyl (I: Einfache Standardabweichung des Mittelwertes)

den angegebenen Meßzeiten der Mittelwert aus mindestens 3 Kurven genommen. Dieses Vorgehen hat zur Folge, daß die für die Meßzeiten von 10 und 20 min nach der Injektion angegebenen Meßwerte zwischen 10 und 15 bzw. 20 und 25 min liegen können.

Unter den beschriebenen *Ausgangsbedingungen* lag der Mittelwert der CBF bei 76,5 ml/100 g/min ($s_{\bar{x}}$: $\pm$ 10,44).

Unter den Bedingungen der *Neuroleptanalgesie* sank das cerebrale Blutzeitvolumen 10 min nach der Injektion von DHB und Fentanyl auf 38,1 ml/100 g/min ($s_{\bar{x}}$: $\pm$ 5,20) und 20 min nach der Injektion auf 34,4 ml/100 g/min ($s_{\bar{x}}$: $\pm$ 6,29).

Das cerebrale Blutzeitvolumen nahm also unter der Wirkung von Dehydrobenzperidol und Fentanyl um 50 bzw. 56% ab.

Der 20 min-Wert konnte allerdings nur bei 12 Tieren genommen werden. Die geringe Zahl der Versuchstiere findet in der größeren Standardabweichung des Mittelwertes ihren Niederschlag.

Während die Abnahme des CBF vom Ausgangswert zum 10 min-Wert statistisch hoch signifikant ist ($P < 0,001$), ist der weitere Abfall auf den 20 min-Wert nicht mehr signifikant ($P < 0,1$).

Tabelle 1. *Das cerebrale Blutzeitvolumen*
ml/100g · min

Tier Nr.	I Ausgang (Kontrolle)	II 10 min nach Injektion	III 20 min nach Injektion
2	50,0	12,8	—
3	156,0	52,0	—
4	141,0	72,0	—
5	88,7	35,0	—
7	109,0	75,4	62,6
8	64,4	45,7	59,7
9	91,7	44,5	40,6
10	125,8	43,5	60,5
11	33,9	16,3	9,3
12	55,7	38,9	38,9
13	45,6	—	14,0
14	14,8	12,5	9,1
15	65,4	33,3	47,8
16	34,3	7,5	4,5
17	106,5	46,6	45,5
18	42,5	35,9	21,2
$\bar{x}$	76,5	38,1	34,4
$s_{\bar{x}}$	10,44	5,20	6,29
$\bar{d}$		−40,52	−0,036
$s_{\bar{d}}$		7,45	3,24
t		5,43	0,01
		($P < 0,001$)	($P > 0,1$)

Ergebnisse der Blutgasanalyse (O_2- und CO_2-Gehalt)

Die Bestimmung des Sauerstoff- und Kohlensäuregehaltes nach VAN SLYKE in Blutproben aus A. carotis und Confluens sinuum erfolgte zu den jeweiligen Meßzeiten. Durch konstante maschinelle Beatmung der Tiere mit einem gleichmäßig zusammengesetzten Stickoxydul-Sauerstoffgemisch wurde versucht, die arteriellen O_2- und CO_2-Werte so konstant wie möglich zu halten, um eine Beeinflussung der cerebralen Durchblutung durch wechselnde Blutgaskonzentrationen auszuschalten.

Unter den *Ausgangsbedingungen* betrug der *arterielle* O_2-Gehalt 24,9 Vol.% ($s_{\bar{x}}$: $\pm$ 0,88) und der im Sinus gemessene *venöse* O_2-Gehalt 18,5 Vol.% ($s_{\bar{x}}$: $\pm$ 0,84). Aus diesen Werten ergibt sich eine *arteriovenöse* O_2-Differenz von 6,3 Vol.% ($s_{\bar{x}}$: $\pm$ 0,83).

Der *arterielle* CO_2-Gehalt betrug unter den Ausgangsbedingungen 38,7 Vol.% ($s_{\bar{x}}$: $\pm$ 1,21) und der *venöse* CO_2-Gehalt 45,0 Vol.% ($s_{\bar{x}}$: $\pm$ 0,98). Die *arteriovenöse* CO_2-Differenz errechnet sich somit auf 6,2 Vol.% ($s_{\bar{x}}$: $\pm$ 0,77).

Der cerebrale *respiratorische Quotient* (CRQ) errechnet sich aus der arteriovenösen O_2- und CO_2-Differenz nach der Gleichung:

$$CRQ = \frac{AVD_{CO_2}}{AVD_{O_2}} \qquad \text{(XVIII)}$$

Unter *Ausgangsbedingungen* betrug der durchschnittliche CRQ 1,02.

Unter den Bedingungen der *Neuroleptanalgesie* trat 10 min nach der Injektion der beiden Pharmaka ein nicht signifikanter ($P > 0,05$) Abfall des *arteriellen* O_2-Gehaltes um 1,11 Vol.% ($s_{\bar{d}}$: $\pm$ 0,31) auf durchschnittlich 23,7 Vol.% ($s_{\bar{x}}$: $\pm$ 1,25) ein. Der *venöse* O_2-Gehalt fiel dagegen signifikant ($P < 0,01$) um durchschnittlich 2,32 Vol.% ($s_{\bar{d}}$: $\pm$ 0,67) auf 15,9 Vol.% ($s_{\bar{x}}$: $\pm$ 1,29).

Die *arteriovenöse* O_2-Differenz nahm um 1,20 Vol.% zu, was jedoch wegen zu geringer Fallzahl nicht gesichert werden konnte ($P > 0,05$).

Der *arterielle* CO_2-Gehalt blieb dagegen mit durchschnittlich 38,4 Vol.% ($s_{\bar{x}}$: $\pm$ 1,42) praktisch unverändert. Die geringe Abnahme gegenüber den Ausgangsbedingungen war statistisch nicht signifikant ($P > 0,1$). Der *venöse* CO_2-Gehalt erhöhte sich dagegen um 0,8 Vol.% ($\bar{d}$: 0,99; $s_{\bar{d}}$: $\pm$ 0,43) auf 45,8 Vol.% ($s_{\bar{x}}$: $\pm$ 0,93) geringfügig zu ($P > 0,05$).

Dementsprechend stieg die arteriovenöse CO_2-Differenz um 1,1 Vol.% ($\bar{d}$: 1,02; $s_{\bar{d}}$: $\pm$ 0,47) auf 7,3 Vol.% ($s_{\bar{x}}$: $\pm$ 1,09) ($P > 0,05$).

Der *cerebrale respiratorische Quotient* blieb mit 0,95 ($s_{\bar{x}}$: $\pm$ 0,09) unverändert, denn die geringfügige Abnahme ist statistisch nicht signifikant ($P > 0,1$).

20 *min* nach Einleitung der NLA traten statistisch nicht mehr signifikante ($P > 0,1$) und in ihrer Tendenz gleichbleibende Änderungen der Blutgaswerte ein, die den Ergebnistabellen entnommen werden können.

Tabelle 2. *Der Sauerstoffgehalt im Blut (Vol. %)*

Tier-Nr.	I Ausgang (Kontrolle)			II 10 min nach Injektion			III 20 min nach Injektion		
	$O_{2\,art}$	$O_{2\,ven}$	$O_{2\,avd}$	$O_{2\,art}$	$O_{2\,ven}$	$O_{2\,avd}$	$O_{2\,art}$	$O_{2\,ven}$	$O_{2\,avd}$
2	28,4	16,6	11,8	27,0	11,3	15,7	—	—	—
3	30,1	22,2	7,9	28,9	17,6	11,3	—	—	—
4	28,9	18,5	10,4	28,8	16,8	12,0	—	—	—
5	20,4	16,2	4,2	21,1	16,0	5,1	—	—	—
7	26,2	14,2	12,0	24,3	11,8	12,5	27,1	16,5	10,6
8	27,2	15,8	11,4	24,8	15,7	9,1	24,6	15,3	9,3
9	27,0	24,4	2,6	32,1	27,8	4,3	26,5	22,8	3,7
10	19,0	15,7	3,3	16,7	13,2	3,5	14,4	11,5	2,9
11	22,9	19,3	3,6	19,3	15,7	3,6	19,3	15,4	3,9
12	27,9	22,5	5,4	28,2	21,9	6,3	28,2	21,1	7,1
13	26,2	22,8	3,4	—	—	—	22,8	14,1	8,7
14	24,2	18,7	5,5	23,5	16,9	6,6	23,4	16,0	7,4
15	26,8	22,3	4,5	25,9	21,3	4,6	24,4	20,1	4,3
16	21,8	17,5	4,3	19,9	7,8	12,1	19,3	5,8	13,5
17	22,1	14,2	7,9	16,7	11,3	5,4	15,5	9,7	5,8
18	19,3	15,2	4,1	18,3	13,4	4,9	19,4	14,9	4,5
$\bar{x}$	24,9	18,5	6,3	23,7	15,9	7,8	22,0	15,2	6,8
$s_{\bar{x}}$	0,88	0,84	0,83	1,25	1,29	1,02	1,29	1,38	0,93
$\bar{d}$ = (Mittelwert der Differenzen zwischen den Gruppen I + II sowie II + III)				−1,1	−2,3	+1,2	−0,6	−0,7	−0,009
$s_{\bar{d}}$				0,594	0,750	0,642	0,636	0,717	0,271
t				1,86	3,09	1,86	1,08	0,976	0,033
				$(P > 0,05)$	$(P < 0,01)$	$(P > 0,05)$	$(P > 0,1)$	$(P > 0,1)$	$(P > 0,1)$

Tabelle 3. *Der Kohlensäuregehalt im Blut (Vol. %)*

Tier-Nr.	I Ausgang (Kontrolle)			II 10 min nach Injektion			III 20 min nach Injektion		
	CO_{2art}	CO_{2ven}	CO_{2avd}	CO_{2art}	CO_{2ven}	CO_{2avd}	CO_{2art}	CO_{2ven}	CO_{2avd}
2	34,6	46,2	11,6	30,8	45,2	14,4	—	—	—
3	38,5	44,4	5,9	39,2	46,1	6,9	—	—	—
4	35,8	44,2	8,4	33,6	44,6	11,0	—	—	—
5	38,1	44,1	6,0	37,0	42,2	5,2	—	—	—
7	36,1	48,8	12,7	34,9	51,2	16,3	34,7	50,6	15,9
8	30,9	40,7	9,8	31,8	40,4	8,6	32,7	39,5	6,8
9	38,0	40,7	2,7	38,4	41,0	2,6	39,1	41,6	2,5
10	49,3	51,3	2,0	48,8	51,3	2,5	48,1	50,9	2,8
11	33,7	39,3	5,6	37,7	44,8	7,1	36,1	41,5	5,4
12	37,2	45,5	8,3	38,2	47,0	8,8	39,8	46,7	6,9
13	43,2	48,5	5,3	—	—	—	43,9	54,1	10,2
14	42,1	46,8	4,7	41,4	48,1	6,7	41,7	49,1	7,4
15	43,3	46,9	3,6	45,6	47,6	2,0	42,6	45,0	2,4
16	33,4	37,3	3,9	31,4	41,1	9,7	28,8	42,8	14,0
17	43,8	50,2	6,4	45,6	50,8	5,2	46,4	52,0	5,6
18	42,3	46,1	3,8	42,3	46,0	3,7	41,7	46,3	4,6
$\bar{x}$	38,7	45,0	6,2	38,4	45,8	7,3	39,6	46,6	7,0
$s_{\bar{x}}$	1,21	0,98	0,77	1,42	0,93	1,09	1,64	1,36	1,25
$\bar{d} =$ (Mittelwert der Differenzen zwischen den Gruppen I + II sowie II + III)				−0,02	+0,99	+1,02	+0,40	+0,30	−0,10
$s_{\bar{d}}$				0,505	0,479	0,532	0,448	0,466	0,522
t				0,051	2,07	1,91	0,892	0,643	0,191
				$(P > 0,1)$	$(P > 0,05)$	$(P > 0,05)$	$(P > 0,1)$	$(P > 0,1)$	$(P > 0,1)$

Tabelle 4. *Der cerebrale respiratorische Quotient (CRQ)*

Tier Nr.	I Ausgang (Kontrolle)	II 10 min nach Injektion	III 20 min nach Injektion
2	0,98	0,91	—
3	0,75	0,61	—
4	0,80	0,91	—
5	1,42	1,01	—
7	1,05	1,30	1,50
8	0,85	0,94	0,73
9	1,03	0,60	0,67
10	0,60	0,71	0,96
11	1,55	1,97	1,38
12	1,53	1,39	0,97
13	1,55	—	1,17
14	0,85	1,01	1,00
15	0,80	0,43	0,55
16	0,90	0,80	1,03
17	0,81	0,96	0,96
18	0,92	0,75	1,02
$\bar{x}$	1,02	0,95	0,99
$s_{\bar{x}}$	0,07	0,09	0,07
$\bar{d}$		−0,036	+0,008
$s_{\bar{d}}$		0,063	0,086
t		0,571	0,094
		$(P > 0,1)$	$(P > 0,1)$

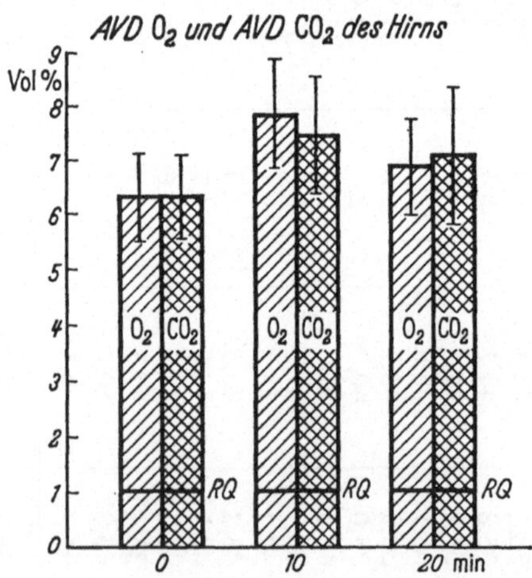

Abb. 15. Die Säulen stellen die Mittelwerte ($\bar{x}$) der arteriovenösen Sauerstoff- und Kohlensäuredifferenzen dar. Ausgangswert (0), 10 und 20 min nach der i. v. Injektion von 0,28 mg/kg Dehydrobenzperidol und 0,007 mg/kg Fentanyl. $RQ =$ Cerebraler respiratorischer Quotient (I: Einfache Standardabweichung des Mittelwertes)

Die cerebrale Sauerstoffaufnahme (CMR$_{O_2}$)

Die CMR$_{O_2}$ (cerebral metabolic rate) bezeichnet die Sauerstoffmenge in Milliliter, die von 100 g Hirngewebe in einer Minute aufgenommen wird. Die Berechnung erfolgt nach dem FICKschen Prinzip:

$$CMR_{O_2} = \frac{CBF \cdot O_2\,AVD}{100} \qquad (XIX)$$

Unter *Ausgangsbedingungen* betrug die durchschnittliche CMR$_{O_2}$ 5,2 ml/ 100 g/min ($s_{\bar{x}}$: $\pm$ 1,13).

Unter *Neuroleptanalgesie* fiel die CMR$_{O_2}$ nach 10 min um 2,2 ml/100 g/ min ($\bar{d}$: —2,49; $s_{\bar{d}}$: $\pm$ 0,58) auf 3,0 ml/100 g/min ($s_{\bar{x}}$: $\pm$ 0,71), ($P < 0{,}001$). Nach 20 *min* trat ein weiterer Abfall um 0,8 ml/100 g/min ($\bar{d}$: 0,19; $s_{\bar{d}}$: $\pm$ 0,23) auf 2,2 ml/100 g/min ($s_{\bar{x}}$: $\pm$ 0,57) ein, der jedoch gegenüber dem 10-min-Wert nicht mehr signifikant war ($P > 0{,}1$).

Dehydrobenzperidol und Fentanyl bewirkten bei den untersuchten Tieren also eine Abnahme der cerebralen Sauerstoffaufnahme vom Ausgangswert um durchschnittlich 42 bzw. 58%.

Tabelle 5. *Die cerebrale Sauerstoffaufnahme (CMR$_{O_2}$)*
ml/100 g · min

Tier-Nr.	I Ausgang (Kontrolle)	II 10 min nach Injektion	III 20 min nach Injektion
2	5,90	2,00	—
3	12,30	5,80	—
4	14,60	8,60	—
5	3,72	1,71	—
7	13,08	9,42	6,63
8	7,33	4,15	5,55
9	2,38	1,91	1,50
10	4,15	1,52	1,75
11	1,22	0,58	0,36
12	3,00	2,45	2,76
13	1,55	—	1,21
14	0,81	0,82	0,67
15	2,94	1,53	2,05
16	1,47	0,90	0,60
17	8,41	2,51	2,63
18	1,74	1,75	0,95
$\bar{x}$	5,20	3,00	2,20
$s_{\bar{x}}$	1,13	0,71	0,57
$\bar{d}$		—2,49	—0,19
$s_{\bar{d}}$		0,589	0,988
t		4,22	0,192
		($P < 0{,}001$)	($P > 0{,}1$)

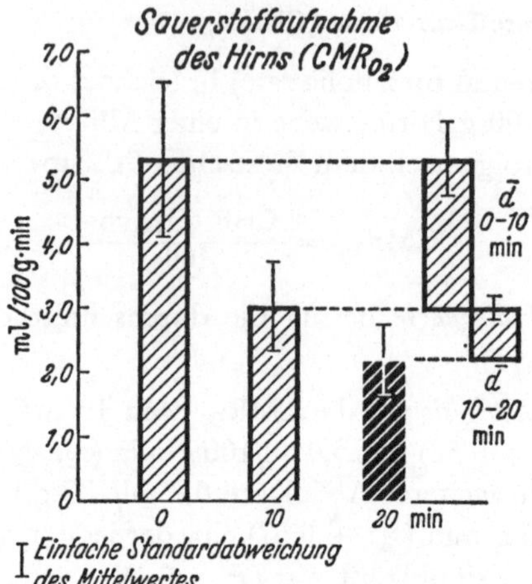

Abb. 16. Die Säulen stellen die Mittelwerte ($\bar{x}$) der cerebralen Sauerstoffaufnahme (CMR$_{O_2}$) zu den Meßzeiten vor und nach der i. v. Injektion von DHB und Fentanyl sowie die Mittelwerte der Differenzen ($\bar{d}$) zwischen dem Ausgangs- (0) und dem 10-min-wert sowie zwischen dem 10- und 20-min-wert dar

Das Verhalten des Blutdruckes

Von entscheidender Bedeutung für die Durchblutung des Hirns ist die Höhe des systolischen Blutdruckes bzw. des arteriellen Mitteldruckes, der sich näherungsweise aus dem arithmetischen Mittel von systolischem und diastolischem Druck bildet. Der zur Wirkung kommende Perfusionsdruck ist die arteriovenöse Druckdifferenz:

$$P_{m_{(\text{AVD})}} = P_{m_{(\text{art})}} - P_{m_{(\text{ven})}} \tag{XX}$$

Unter den *Ausgangsbedingungen* betrug der durchschnittliche *arterielle Mitteldruck* ($P_{m\,(\text{art})}$) 142,1 mmHg ($s_{\bar{x}}$: $\pm$ 4,96).

Der *venöse Mitteldruck* ($P_{m\,(\text{ven})}$) betrug durchschnittlich 9,8 mmHg ($s_{\bar{x}}$: $\pm$ 2,05). Aus diesen beiden Werten errechnet sich eine *arteriovenöse Mitteldruckdifferenz* ($P_{m\,(\text{avd})}$) von 133,5 mmHg ($s_{\bar{x}}$: $\pm$ 5,72).

Unter der *Neuroleptanalgesie* fiel 10 min nach der Injektion der beiden Pharmaka der *arterielle Mitteldruck* um 38,7 mmHg ($\bar{d}$: 38,9; $s_{\bar{d}}$: $\pm$ 5,12; $P < 0,001$) auf 103,4 mmHg ($s_{\bar{x}}$: $\pm$ 7,62), also um 22,5%. Der *venöse Mitteldruck* fiel zur gleichen Zeit um 3,1 mmHg ($\bar{d}$: 3,5; $s_{\bar{d}}$: $\pm$ 1,51; $P > 0,05$) auf 6,7 mmHg ($s_{\bar{x}}$: $\pm$ 2,22).

Die *arteriovenöse Mitteldruckdifferenz* fiel also gegenüber dem Ausgangswert um 35,5 mmHg ($\bar{d}$: 35,3; $s_{\bar{d}}$: $\pm$ 4,59; $P < 0,001$) auf 98,0 mmHg ($s_{\bar{x}}$: $\pm$ 7,46).

Nach 20 min trat ein weiterer Abfall der $P_{m\,(\text{avd})}$ um 7,8 mmHg ($\bar{d}$: 7,81; $s_{\bar{d}}$: $\pm$ 2,33; $P < 0,01$) auf 90,2 mmHg ($s_{\bar{x}}$: $\pm$ 8,75) ein.

Tabelle 6. *Der arterielle und venöse Mitteldruck*

Tier-Nr.	I Ausgang (Kontrolle)			II 10 min nach Injektion			III 20 min nach Injektion		
	$P_{m_{art}}$	$P_{m_{ven}}$	$P_{m_{avd}}$	$P_{m_{art}}$	$P_{m_{ven}}$	$P_{m_{avd}}$	$P_{m_{art}}$	$P_{m_{ven}}$	$P_{m_{avd}}$
2	124	—	—	84	—	—	—	—	—
3	140	23	117	110	10	100	—	—	—
4	130	16	114	100	16	84	—	—	—
5	96	4	92	69	0	69	—	—	—
7	157	28	129	130	30	100	130	28	102
8	140	4	136	105	6	99	90	6	84
9	163	6	157	133	5	128	110	5	105
10	140	4	136	80	0	80	65	0	65
11	160	10	150	75	0	75	75	0	75
12	160	4	156	125	1	124	120	0	120
13	140	4	136	—	—	—	50	0	50
14	165	7	158	135	8	127	120	6	114
15	165	4	161	135	0	135	130	0	130
16	115	18	97	35	1	34	30	1	29
17	130	13	117	110	10	100	110	10	100
18	150	3	147	125	8	117	110	1	109
$\bar{x}$	142,1	9,8	133,5	103,4	6,7	98,0	95,0	4,7	90,2
$s_{\bar{x}}$	4,96	2,05	5,72	7,62	2,22	7,46	9,51	2,32	8,75
$\bar{d}$ = (Mittelwert der Differenzen zwischen den Gruppen I + II sowie II + III)				−38,9	−3,5	−35,3	−8,9	−1,09	−7,81
$s_{\bar{d}}$				5,12	1,63	4,59	2,39	0,63	2,35
t				7,59	2,13	7,69	3,72	1,73	3,32
				($P < 0{,}001$)	($P > 0{,}05$)	($P < 0{,}001$)	($P < 0{,}01$)	($P > 0{,}1$)	($P < 0{,}01$)

Der cerebrale Gefäßwiderstand (CVR)

Der CVR (cerebral vascular resistence) bezeichnet den Druck in mmHg, der erforderlich ist, um 1 Milliliter Blut pro Minute durch 100 g Hirngewebe zu perfundieren. Die Berechnung des CVR erfolgt nach der Formel:

$$\text{CVR} = \frac{Pm\,(\text{avd})}{CBF} \qquad\qquad (\text{XXI})$$

Unter den *Ausgangsbedingungen* betrug der durchschnittliche CVR 2,61 mmHg/ml/100 g · min ($s_{\bar{x}}$: $\pm$ 0,63) und stieg 10 min nach der Injektion der beiden Pharmaka um 0,60 ($\bar{d}$: 0,624; $s_{\bar{d}}$: $\pm$ 0,169; $P < 0{,}01$) auf 3,21 mmHg/ml/100 g · min.

Nach 20 min stieg der CVR um weitere 0,97 ($\bar{d}$: 612; $s_{\bar{d}}$: $\pm$ 0,40; $P >$ 0,1) auf 4,18 mmHg/ml/100 g · min ($s_{\bar{x}}$: $\pm$ 0,96).

Tabelle 7. *Der cerebrale Gefäßwiderstand (CVR)*
mmHg/ml/100 g · min

Tier-Nr.	I Ausgang (Kontrolle)	II 10 min nach Injektion	III 20 min nach Injektion
2	—	—	—
3	0,75	1,92	—
4	0,80	1,16	—
5	1,03	1,97	—
7	1,18	1,32	1,62
8	2,11	2,17	1,40
9	1,71	2,87	2,58
10	1,08	1,83	1,07
11	4,42	4,60	8,06
12	2,80	3,18	3,08
13	2,98	—	3,57
14	10,53	10,00	12,39
15	2,48	4,05	2,71
16	2,82	4,53	6,44
17	1,09	2,14	2,19
18	3,45	3,25	5,14
$\bar{x}$	2,61	3,21	4,18
$s_{\bar{x}}$	0,63	0,60	0,96
$\bar{d}$		+0,624	+0,612
$s_{\bar{d}}$		0,179	0,466
t		3,48	1,31
		$(P < 0{,}01)$	$(P > 0{,}1)$

Electrencephalographische Befunde (EEG)

Die Registrierung des EEGs diente bei den Versuchen nicht der topischen Bewertung, sondern lediglich zur Orientierung über die Narkosetiefe. Unter der Wirkung herkömmlicher Narkosemittel wie Diäthyläther, Cyclopropan, Thiopental, Avertin usw. zeigt das EEG der Narkosetiefe entsprechende typische Veränderungen, die erstmalig von H. BERGER – 1931 – [6, 7], später auch von verschiedenen anderen Autoren [3, 24, 26, 31, 111, 174] beschrieben wurden. Im Vordergrund der narkosebedingten EEG-Veränderungen stehen Abnahme der Frequenz und Zunahme der Amplituden.

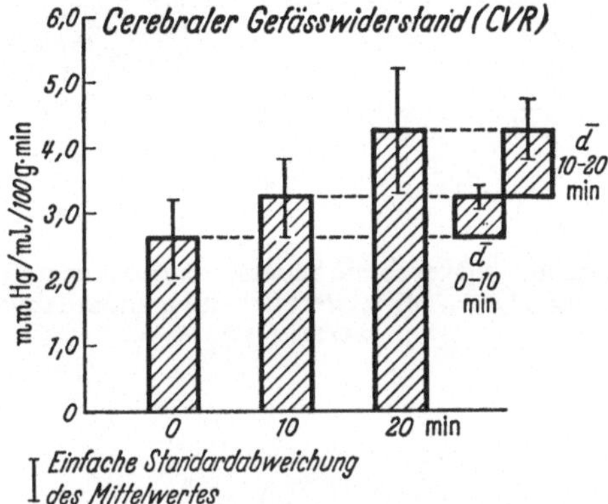

Abb. 17. Die Säulen stellen die Mittelwerte ($\bar{x}$) des cerebralen Gefäßwiderstandes (CVR) zu den Meßzeiten vor und nach der i. v. Injektion von DHB und Fentanyl sowie die Mittelwerte der Differenzen ($\bar{d}$) zwischen dem Ausgangs- (0) und dem 10-min-wert sowie zwischen dem 10- und 20-min-wert dar

Bei den vorliegenden Untersuchungen zeigte das EEG unter der beschriebenen Technik ein auffallend einheitliches Verhalten innerhalb der jeweilige Meßzeiten.

Unter den *Ausgangsbedingungen* (N_2O-Anaesthesie) zeigte das EEG ein Vorherrschen des Alpharhythmus mit einer durchschnittlichen Frequenz von 10 Hz. Die Alphawellen wurden von Betawellen superponiert, deren Frequenz um 20 Hz lag.

Die Amplitude der Alphawellen lag zwischen 50 und 75 μV.

Unter der *Neuroleptanalgesie* konnte 10 min nach der Injektion von DHB und Fentanyl regelmäßig ein Rückgang der Frequenz auf durchschnittlich 3 Hz bei vorherrschendem Deltarhythmus mit superponierten Alphawellen beobachtet werden. Die Frequenz der eingestreuten Alphawellen lag zwischen 8 und 13 Hz. Die Amplitude der Deltawellen betrug durchschnittlich 300 μV.

Nach 20 *min* war der Deltarhythmus bei einer durchschnittlichen Frequenz von 2,7 Hz noch ausgeprägter.

In Anlehnung an die Untersuchungen von GLEICHMANN, INGVAR, LASSEN, LÜBBERS, SIESJÖ und THEWS an der Hirnrinde des anaesthesierten Hundes können die typischen EEG-Veränderungen der Sauerstoffaufnahme des Gesamthirns (CMR_{O2}) gegenübergestellt werden (Abb. 18).

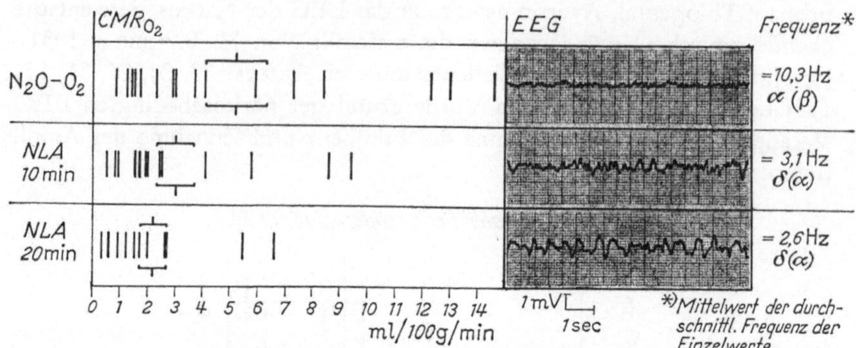

Abb. 18. EEG-Frequenz und cerebrale Sauerstoffaufnahme unter N$_2$O-Anaesthesie und Neuroleptanalgesie. [⊥ = Mittelwert ($\bar{x}$) und Standardabweichung des Mittelwertes ($s\bar{x}$)]

Statistik

Mittelwerte und Signifikanzen

Von den Versuchsergebnissen der Meßwerte der Gruppen:

    I.   Kontrolle vor Injektion
    II.   Neuroleptanalgesie: 10 min nach Injektion
    III.   Neuroleptanalgesie: 20 min nach Injektion

wurden die Mittelwerte ($\bar{x}$) der einzelnen Merkmale innerhalb der Gruppenzugehörigkeit nach der Formel:

$$\bar{x} = \frac{\sum\limits_{i=1}^{n} x_i}{n} \tag{XXII}$$

gebildet.

Die Meßwerte I., II. und III. wurden jeweils am gleichen Tier bestimmt. Es lagen also verbundene Stichproben vor.

Der mittlere Fehler des Mittelwertes $s_{\bar{x}}$ wurde nach der Formel berechnet:

$$s_{\bar{x}} = \sqrt{\frac{\sum\limits_{i=1}^{n} x_i^2 - \dfrac{\left(\sum\limits_{i=1}^{n} x_i\right)^2}{n}}{n\,(n-1)}} \tag{XXIII}$$

Der Mittelwertsvergleich erfolgte zwischen den Gruppen von Meßwerten I und II sowie zwischen II und III nach den Bedingungen des t-Testes bei paarweiser Anordnung:

$$t = \frac{\bar{d}}{s_{\bar{d}}} \tag{XXIV}$$

Die Signifikanz (P) wurde jeweils aus einer t-Tabelle abgelesen. Als „signifikant" betrachten wir ein Ergebnis, wenn die Irrtumswahrscheinlichkeit gleich oder kleiner 1% war ($P \lesseqgtr 1\%$).

Korrelation

Um den Grad eines etwa vorhandenen Zusammenhangs zwischen den veränderlichen Merkmalen innerhalb der einzelnen Gruppen erkennen zu können, wurden Streuungsdiagramme der *Meßwerte* von Beobachtungspaaren angefertigt, bei denen ein Zusammenhang zu erwarten bzw. sachlich interessant war. Darüber hinaus wurde in diesen Fällen die Signifikanz des Korrelationskoeffizienten geprüft. Als Irrtumswahrscheinlichkeit wurde wiederum 1% festgelegt.

In gleicher Weise wurde eine etwa vorhandene Korrelation zwischen den
Differenzen der Meßwerte der Beobachtungspaare geprüft. Und zwar
wurden die Differenzen zwischen den Meßwerten vor der Injektion (Kontrollwert jedes einzelnen Versuches) und 10 min (Δ_1) bzw. 20 min (Δ_2)
nach der Injektion der geprüften Pharmaka Dehydrobenzperidol und Fentanyl verwendet. Die Ergebnisse sind in den Tabellen 8 und 9 zusammen-
gefaßt.

Der Korrelationskoeffizient wurde nach den Angaben von Bravais-
Pearson [12] berechnet:

$$\text{a)} \quad S_{xx} = \sum x^2 - \frac{(\sum x)^2}{n}$$

$$\text{b)} \quad S_{yy} = \sum y^2 - \frac{(\sum y)^2}{n} \qquad \text{(XXV)}$$

$$\text{c)} \quad S_{xy} = \sum xy - \frac{\sum xy}{n}$$

$$\text{d)} \quad r = \frac{S_{xy}}{\sqrt{S_{xx} \cdot S_{yy}}}$$

(Die Streuungsdiagramme befinden sich im Anhang.)

Tabelle 8. *Prüfung auf Korrelation zwischen den Variablen*

Zusammenhang zwischen:	Zeit	n	$r^*)$	Streuungs-diagramm Nr.**)
$CBF\text{–}P_{m_{art}}$	vor Injekt.	16	0,203	1
	10 min p. i.	15	0,410	2
	20 min p. i.	12	0,436	3
$CBF\text{–}P_{m_{AVD}}$	vor Injekt.	15	0,396	4
	10 min p. i.	14	0,188	5
	20 min p. i.	12	0,352	6
$CBF\text{–}O_{2_{art}}$	vor Injekt.	16	0,234	7
	10 min p. i.	15	0,277	8
	20 min p. i.	12	0,146	9
$CBF\text{–}O_{2_{AVD}}$	vor Injekt.	16	0,305	10
	10 min p. i.	15	0,116	11
	20 min p. i.	12	0,186	12
$CBF\text{–}CO_{2_{art}}$	vor Injekt.	16	0,170	13
	10 min p. i.	15	0,058	14
	20 min p. i.	12	0,194	15
$CBF\text{–}CO_{2_{AVD}}$	vor Injekt.	16	0,100	16
	10 min p. i.	15	0,167	17
	20 min p. i.	12	0,174	18
$P_{m_{art}}\text{–}CMR_{O_2}$	vor Injekt.	16	0,174	19
	10 min p. i.	15	0,256	20
	20 min p. i.	12	0,397	21

*) Sämtliche Korrelationskoeffizienten sind nicht signifikant
**) Siehe Anhang

Tabelle 9. *Prüfung auf Korrelation zwischen den Differenzen der Variablen*

Zusammenhang zwischen:	n	r^*	Streuungs-diagramm Nr.**)
$\Delta_1 CBF - \Delta_1 P_{m_{art}}$	15	0,124	22
$\Delta_2 CBF - \Delta_2 P_{m_{art}}$	12	0,004	23
$\Delta_1 CMR_{O_2} - \Delta_1 P_{m_{art}}$	15	0,331	24
$\Delta_2 CMR_{O_2} - \Delta_2 P_{m_{art}}$	12	0,514	25
$\Delta_1 CBF - \Delta_1 CO_{2_{art}}$	15	0,120	26
$\Delta_2 CBF - \Delta_2 CO_{2_{art}}$	12	0,066	27
$\Delta_1 CBF - \Delta_1 O_{2_{art}}$	15	0,003	28
$\Delta_2 CBF - \Delta_2 O_{2_{art}}$	12	0,408	—

Δ_1 = Differenz zwischen den Meßwerten des Merkmales vor Injektion –
10 min nach Injektion

Δ_2 = Differenz zwischen den Meßwerten des Merkmales vor Injektion –
20 min nach Injektion

*) Sämtliche Korrelationskoeffizienten sind nicht signifikant
**) Siehe Anhang

Diskussion und Schlußfolgerungen

Über das Verhalten der Hirndurchblutung und der cerebralen Sauerstoffaufnahme bei Anwendung verschiedener Narkosemittel bei Mensch und Tier liegen zahlreiche Untersuchungen vor.

Die ersten in vivo Untersuchungen über den Einfluß von Barbituraten auf den Hirnstoffwechsel wurden von SCHMIDT, KETY und PENNETH im Jahre 1945 [156] veröffentlicht und ergaben eine der Anaesthesietiefe direkt proportionale Verminderung der cerebralen Sauerstoffaufnahme. HOMBURGER und Mitarb. [67] – 1946 – ermittelten mit der Methode von KETY und SCHMIDT bei Hunden unter oberflächlicher Stickoxydul-Pentothal-Anaesthesie eine *corticale* Sauerstoffaufnahme von 5,9 ml/100 g/min. Unter tiefer Pentothalanaesthesie beobachteten sie eine Minderung der corticalen Sauerstoffaufnahme um 56% auf 2,6 ml/100 g/min. HIMWICH und Mitarb. [64] – 1947 – beobachteten bei Anwendung der KETY-SCHMIDT-Methode beim Menschen eine cerebrale Sauerstoffaufnahme von 3,3 ml/100g/min, die durch Pentothalanaesthesie um 36% auf 2,1 ml/100 g/min reduziert wurde. WOLLMAN und Mitatb. [2, 179] – 1963 – konnten bei Anwendung der Krypton-85-Methode von LASSEN und MUNCK eine Senkung der cerebralen Sauerstoffaufnahme um 25% durch Inhalation von 1 Vol.% Halothan feststellen. McDOWALL [113] fand sogar eine Senkung um 49%. Über den Einfluß neuroleptischer bzw. neuroplegischer Pharmaka, insbesondere des Chlorpromazins auf die Durchblutung und den Stoffwechsel des Hirns wurde von verschiedenen Autoren berichtet. An Hirnschnitten bzw. Hirngewebshomogenaten konnte im Warburg-Apparat eine deutliche Senkung des O_2-Verbrauchs festgestellt werden, wenn Chlorpromazin zugegeben wurde [33, 41]. In vivo Untersuchungen über den Einfluß von Phenothiazinen auf die Hirndurchblutung und die cerebrale Sauerstoffaufnahme wurden mit verschiedenen Methoden und teilweise voneinander abweichendem Ergebnis durchgeführt [40, 50, 82, 142].

Untersuchungen über die Hirndurchblutung und die cerebrale Sauerstoffaufnahme unter den Bedingungen der Neuroleptanalgesie liegen bisher noch nicht vor. Die Ergebnisse der vorliegenden Arbeit basieren nicht auf der Wirkung eines der verwendeten Pharmaka, sondern der komplexen Wirkung ihrer Kombination. Mit der kombinierten Anwendung der untersuchten Pharmaka sollten in der Versuchsanordnung Bedingungen geschaffen werden, die der klinisch gebräuchlichen Neuroleptanalgesie entsprechen. Dieses Vorgehen war auch deshalb gerechtfertigt, weil unter klinischen Bedingungen weder Dehydrobenzperidol noch Fentanyl separat angewendet werden, sondern stets gleichzeitig und in der Regel auch in Kombination mit Stickoxydul.

Zur quantitativen Messung der Hirndurchblutung mit der Farbstoffverdünnungsmethode

Die von KETY und SCHMIDT [88] im Jahre 1945 inaugurierte Stickoxydulmethode zur quantitativen Bestimmung der Hirndurchblutung gilt auch heute noch als verläßliche und für die meisten Fragestellungen geeignete Methode. Sie wurde durch die Krypton-85-Methode von LASSEN und MUNCK [104] und INGVAR und LASSEN [83] keineswegs abgelöst. Die Krypton-85-Methode ist allerdings für die Messung der regionalen cerebralen Durchblutong methodisch einfacher, besonders nachdem ein Verfahren entwickelt wurde [83], das die Messung der regionalen Hirndurchblutung ohne Eröffnung des Schädels zuläßt.

Farbstoffverdünnungsmethoden haben gegenüber s. g. Inertgas-Methoden den Vorteil, daß ihre Genauigkeit unabhängig von Verteilungskoeffizienten und/oder Kreislaufzeiten ist. Dagegen wird ihre Anwendbarkeit durch anatomische Voraussetzungen eingeschränkt. Die Applikation des Farbstoffes in den Hirnkreislauf muß an einer Stelle erfolgen, die nur unbedeutenden Farbstoffverlust in extracerebrale Gebiete zuläßt. Darüber hinaus muß eine ausreichende Durchmischung des cerebralen Blutes bis zur Meßstelle stattgefunden haben. Diese letztere Voraussetzung kann bei dem reich verzweigten cerebralen Gefäßnetz ohne weiteres angenommen werden, wenn die Meßstelle für die Farbstoffkonzentration in einem möglichst peripheren Sinusabschnitt liegt. Beim Menschen bereitet auch der Farbstoffeintritt in das cerebrale Gefäßnetz keine besonderen Schwierigkeiten, wenn die Injektion in die A. carotis interna erfolgt; denn der extracerebrale Versorgungsanteil dieses Gefäßes ist im Verhältnis zu seinem cerebralen Anteil gering.

Bei den meisten Haussäugetieren sind diese Voraussetzungen nicht gegeben, da die cerebrale Blutversorgung vorwiegend über die schwer zugängige Arteria vertebralis und über die Endverzweigungen der A. carotis externa erfolgt. Die A. carotis interna spielt (mit Ausnahme beim Affen und Schwein) eine untergeordnete Rolle. Um einen das Meßergebnis erheblich beeinflussenden Farbstoffverlust in extracerebrales Gebiet bei Injektion in die A. carotis communis zu verhindern, müssen die betreffenden Äste der A. carotis vorher ligiert werden. Beim Hund handelt es sich um die Aa. thyreoidea, laryngealis und facialis. Die übrigen Äste haben Verbindungen mit dem cerebralen Gefäßnetz und dürfen daher nicht ligiert werden. Wie bereits ausgeführt (S. 28 u. 29), verfügt der Hund über einen Confluens sinuum, der Mischblut aus der Hauptmasse des Gesamthirns führt. Die Gültigkeit der ausgeführten anatomisch-physikalischen Voraussetzungen für die Anwendbarkeit der beschriebenen Methode wird durch die weitgehende Übereinstimmung der erhaltenen Meßergebnisse unter oberflächlicher Anaesthesie (Stickoxydul) mit den Ergebnissen anderer Autoren mit der KETY-SCHMIDT-Methode unterstützt. HOMBURGER und Mitarb. [67] fanden bei

Hunden unter oberflächlicher Pentothalanaesthesie eine durchschnittliche Hirndurchblutung von 63 ml/100 g/min. Dieses Ergebnis wurde bei 7 Hunden erhalten und weist eine Standardabweichung des Mittelwertes von $s_{\bar{x}}$: $\pm$ 7,86 auf. Bei unseren Versuchen stellten wir eine durchschnittliche Hirndurchblutung von 76,5 ml/100 g/min ($s_{\bar{x}}$: 10,44) fest. Die um 13,5 ml höher liegende Durchblutung bei unserem Material kann zumindest teilweise mit der oberflächlicheren Stickoxydulanaesthesie erklärt werden. Wie die starke Streuung der Meßwerte unter oberflächlicher Anaesthesie zeigt, unterliegt die Hirndurchblutung erheblichen individuellen Schwankungen, die bei tieferer Anaesthesie jedoch stabilisiert werden. Die Schwankungen der Hirndurchblutung bei dem gleichen Versuchsobjekt innerhalb eines Zeitraumes treten bei Anwendung des Farbstoffverdünnungsverfahrens mehr in Erscheinung als bei dem Stickoxydulverfahren von KETY und SCHMIDT. Das Farbstoffverdünnungsverfahren erfaßt die Hirndurchblutung während weniger Sekunden, nämlich der Zirkulationszeit des Farbstoffes durch das cerebrale Gefäßnetz. Das Stickoxydulverfahren gestattet jedoch die Berechnung der mittleren Hirndurchblutung während mehrerer Minuten. Um diesen Nachteil der Farbstoffverdünnungsmethode einzuschränken, wurden bei den vorliegenden Untersuchungen die Mittelwerte aus mindestens 3 im Abstand von 1 min aufeinanderfolgenden Farbstoffverdünnungskurven für die Berechnung des cerebralen Blutzeitvolumens herangezogen.

Zum Einfluß der Neuroleptanalgesie auf die Hirndurchblutung

Die Frage nach der Regulation der Hirndurchblutung ist Gegenstand zahlreicher Untersuchungen, besonders der letzten zwanzig Jahre gewesen, seit es möglich ist, exakte Messungen (KETY und SCHMIDT) durchzuführen.

So wissen wir heute, daß weder die MONROE-KELLIE-Doktrin [116] aus dem Jahre 1783 Gültigkeit hat, die die Unmöglichkeit von Hirndurchblutungsänderungen im starren knöchernen Schädel postuliert, noch die Lehre von der reinen Druckpassivität der cerebralen Zirkulation [50]. Auch der Einfluß des vegetativen Nervensystems war und ist Gegenstand vieler Diskussionen, die keineswegs abgeschlossen sind; denn aus den Untersuchungen von STÖHR [169] und PENFIELD [132] und neuerdings von FANG [28] könnte man schließen, daß das Vorhandensein vegetativer Nervenfasern in der Adventitia der großen basalen Hirngefäße der Steuerung der Hirndurchblutung durch Sympathikus und Parasympathikus dient.

Alle Untersuchungen zur Bestätigung dieser Annahme fielen jedoch negativ aus: Reizungen des Halssympathikus bei Affen und Katzen ergaben keine Lumenänderungen an den Hirngefäßen [34]. Im Gegensatz dazu konnte durch starke Sympathikusreizung bei Katzen eine geringfügige Verengerung des Lumens der Hirnrindengefäße festgestellt werden; allerdings blieb bei diesen Versuchen die erwartete Weitstellung der Gefäße nach Sympathikusdurchtrennung aus [35]. Mit Hilfe des Thermosondenverfahrens nach Ludwigs konnte festgestellt werden [109], daß eine Sympathikusreizung zu geringer Einschränkung der Hirnmarkdurchblutung führt. Sympathikusdurchtrennung war aber bei diesen Untersuchungen ohne Einfluß. Nach Sympathektomie, Ausschaltung des Ganglion stellatum und Durchtrennung der Halsnerven konnte keine Gefäßweitenänderung im Katzengehirn und auch kein Einfluß dieser Maßnahmen auf die kollaterale Blutversorgung in der Nähe eines künstlich gesetzten Gefäßverschlusses beobachtet werden [115]. Gottstein [50] untersuchte mit der Stickoxydulmethode am nicht narkotisierten Menschen den Einfluß intravenöser und intraarterieller (A. carotis) Injektionen und Infusionen des Sympathikolytikums Hydergin auf die Hirndurchblutung und konnte bei keiner der gewählten Applikationsarten eine Zunahme der Hirndurchblutung feststellen. Auch Steigerungen des Blutdruckes durch intravenöse Injektionen von Noradrenalin um 10 bis 50% des Ausgangswertes führten zu keiner signifikanten Änderung der Hirndurchblutung [51, 94, 119]. Andererseits hatten auch Senkungen des Blutdruckes bis auf 70 mmHg keinen Einfluß auf die Hirndurchblutung [51]. Änderungen der arteriellen Kohlensäure- und Sauerstoffspannung haben dagegen einen erheblichen Einfluß auf die cerebrale Durchblutung. Kety und Schmidt [90] – 1948 – konnten nachweisen, daß hohe CO_2 und niedrige O_2-Spannungen im arteriellen Blut zu einer Steigerung der Hirndurchblutung bis zu 75% führen. Niedrige CO_2- und hohe O_2-Spannungen führen dagegen zu einer Minderung der Hirndurchblutung bis zu 13%. Opitz und Schneider [130] konnten nachweisen, daß die hypoxische Reaktionsschwelle für eine Zunahme der Hirndurchblutung infolge Kapillardilatation bei einem pO_{2ven} von 25–28 Torr. liegt. Nach den bisher gültigen Auffassungen ist die beobachtete Minderung der Hirndurchblutung durch Narkosemittel nicht, oder nur in geringem Maße, die Folge einer direkten Wirkung der verwendeten Pharmaka auf die Gefäßregulation. Obwohl diese Frage letzthin noch nicht geklärt werden kann, muß vorerst angenommen werden, daß die Impulse zur Regulation der Hirndurchblutung vorwiegend von den Hirnzellen selbst in Abhängigkeit von ihrem Stoffwechselbedarf erfolgt.

Bei den vorliegenden Untersuchungen konnte durch intravenöse Injektion von Dehydrobenzperidol und Fentanyl eine Minderung der Hirndurchblutung bis zu 56% vom Ausgangswert beobachtet werden. Da gleichzeitig auch der Mitteldruck in der A. carotis um 33% abfiel, lag die Frage nahe, ob die cerebrale Durchblutungsminderung nicht vorwiegend druckpassiv erfolgte. Ein Zusammenhang zwischen Blutdruck und Hirndurchblutung konnte an dem vorliegenden Material durch Korrelationsprüfungen jedoch nicht festgestellt werden (Abb. 19a und b). Ähnliche Beobachtungen wurden von anderen Autoren bei der Anwendung von Phenothiazinen gemacht [50, 82, 142].

Eine Beeinflussung der cerebralen Durchblutung durch signifikante Änderungen der arteriellen und/oder venösen CO_2- und O_2-Konzentrationen kann bei den vorliegenden Versuchsergebnissen nicht angenommen werden.

Die Regulation der Hirndurchblutung muß daher anderen Mechanismen unterliegen. Es besteht kein Grund zu der Annahme, daß der wirksame Regulationsmechanismus nicht dem Sauerstoffbedarf der Hirnzellen unter der Neuroleptanalgesie folgt.

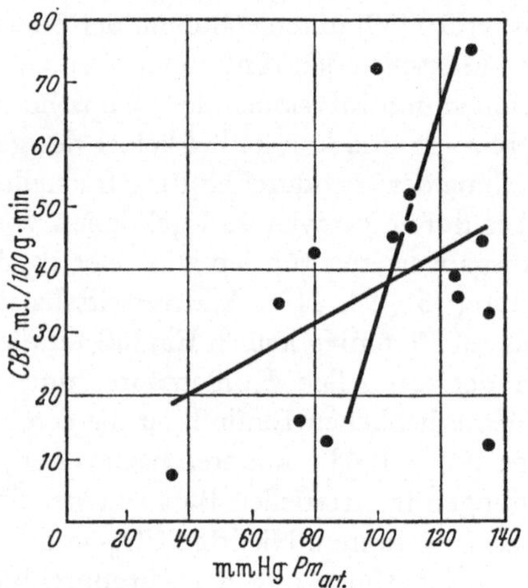

Abb. 19a. Korrelationsprüfung CBF : $Pm_{(art)}$ 10 min nach Injektion von Dehydrobenzperidol und Fentanyl

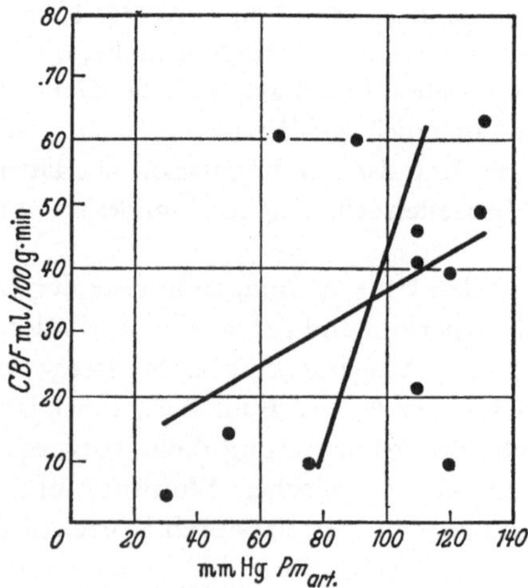

Abb. 19b. Korrelationsprüfung CBF : $Pm_{(art)}$ 20 min nach Injektion von Dehydrobenzperidol und Fentanyl

Zum Einfluß der Neuroleptanalgesie auf die cerebrale Sauerstoffaufnahme

Unter den vorliegenden Versuchsbedingungen konnte beim Hund durch die Neuroleptanalgesie mit Dehydrobenzperidol und Fentanyl ein Rückgang der Sauerstoffaufnahme des Gesamthirns bis zu 58% gegenüber den Ausgangswerten unter Stickoxydulanaesthesie beobachtet werden. Nachdem festgestellt wurde, daß die Minderung der Hirndurchblutung nicht druckpassiv erfolgte, muß in Ergänzung dazu diskutiert werden, ob die verminderte Sauerstoffaufnahme der Hirnzellen u. U. durch ein vermindertes arterielles Sauerstoffangebot bedingt ist. Dieser Mechanismus kann bei den vorliegenden Ergebnissen jedoch ausgeschlossen werden, da der arterielle Sauerstoffgehalt mit 23,7 bzw. 22,0 Vol.% weit über den Normalwerten bei Luftatmung lag. Der Sauerstoffgehalt des venösen Blutes lag mit 15,9 bzw. 15,2 Vol.% noch fast im Bereich normaler arterieller Werte bei Luftatmung. Auch bestanden keine signifikanten Unterschiede der O_2- und CO_2-Werte zwischen Ausgang (Kontrolle) und den Meßzeiten unter Neuroleptanalgesie. Eine Beeinflussung der cerebralen Durchblutung durch Änderung der Blutgaswerte kann daher ebenfalls ausgeschlossen werden. Da die cerebrale CO_2-Abgabe in gleichem Maße wie die Sauerstoffaufnahme reduziert wurde, der cerebrale respiratorische Quotient unverändert blieb, muß eine echte Minderung des Zellmetabolismus durch die Neuroleptanalgesie Ursache dieser Erscheinungen sein. Es besteht also Übereinstimmung mit der Auffassung GOTTSTEINS [50], der das gleiche Phänomen bei Anwendung von Phenothiazinen beim Menschen beobachtete. Auch er kam zu der Auffassung, daß die beobachtete Senkung des Sauerstoffverbrauchs die Folge eines vom Kreislauf unabhängig verminderten cerebralen Sauerstoffbedarfs, also einer *Hypochreose* im Sinne SCHNEIDERS [160] ist, wenn auch eine histotoxische Hypoxidose nicht sicher ausgeschlossen werden kann.

Die verminderte Aktivität der Hirnrindenzellen wird im Electrencephalogramm deutlich, das unter der Neuroleptanalgesie eine erhebliche Frequenzabnahme von 10 Hz mit vorwiegendem Alpharhythmus auf etwa 3 Hz mit vorwiegendem Deltarhythmus erfährt. Eine Korrelation zwischen cortikaler Sauerstoffaufnahme und EEG-Frequenz konnten GLEICHMANN, INGVAR, LASSEN, LÜBBERS, SIESJÖ und THEWS beim Hund nachweisen. Die Frage ist nur, ob es sich bei der Neuroleptanalgesie um eine direkte Wirkung der verwendeten Pharmaka auf die cortikalen Hirnzellen handelt. Die bisherigen Kenntnisse über den cerebralen Angriffspunkt von Dehydrobenzperidol und Fentanyl sowie auch klinische Beobachtungen geben zu dem Schluß Veranlassung, daß die Minderung der cortikalen Hirnstromaktivität indirekt durch eine Hemmung der „Wachimpulse" vom retikulären System bedingt sind. Diese Auffassung würde sich mit den entsprechenden Beobachtungen von MORUZZI und MAGOUN [118] decken. Aus diesem Mechanismus wäre die Tatsache verständlich, daß Patienten unter Neuroleptanalgesie durch starke akustische Reize vorübergehend weckbar sind, wenn die Stickoxydulkonzentration im Atemgemisch reduziert wird. Insofern bestehen also grundsätzliche Unterschiede zwischen einer Allgemeinanaesthesie mit herkömmlichen Narkosemitteln und einer Neuroleptanalgesie. Letzthin kann aber noch keine schlüssige Antwort auf die Frage nach dem Wirkungsmechanismus gegeben werden, der zu der Minderung des Hirnzellmetabolismus führt. Durch die vorliegenden Untersuchungen konnte auch noch nicht geklärt werden, welche Hirnbezirke von dieser Stoffwechselsenkung besonders betroffen sind. Wenn der Sauerstoffbedarf des Hirns durch die Neuroleptanalgesie in so erheblichem Maß reduziert wird, muß aus praktisch-klinischem Interesse die Frage gestellt werden, ob eine längere cerebrale Kreislaufunterbrechung vom Hirn schadloser toleriert wird als unter herkömmlichen Anaesthesieverfahren. WIEMERS [177] konnte bei mit Chlorpromazin behandelten Katzen keine Verlängerung der Überlebenszeit des Hirns nach vorübergehender Unterbrechung der Hirnzirkulation feststellen. Bei den hier vorliegenden Versuchen verschwand die Hirnstromaktivität wenige Sekunden nach der Kreislaufunterbrechung durch künstlich herbeigeführten Herzstillstand. Diese Beobachtung läßt allerdings keine weiteren Schlüsse auf die Reversibilität der Hirnzellenfunktion zu. Jedenfalls aber stellen die cortikalen Zellen nach Kreislaufunterbrechung unter Neuroleptanalgesie nach etwa der gleichen Zeit wie unter herkömmlichen Anaesthesiebedingungen ihre Tätigkeit ein. Auch die Beantwortung dieser Frage durch experimentelle Untersuchungen am Versuchstier ließe kaum Analogieschlüsse auf die Bedingungen beim Menschen zu.

Allein aus der Minderung der cerebralen Sauerstoffaufnahme unter Neuroleptanalgesie kann daher nicht angenommen werden, daß die Toleranz des menschlichen Hirns gegenüber vorübergehender cerebraler Hyp- oder Anoxie vergrößert wird.

Zusammenfassung

Im Jahre 1959 wurde von DeCastro und Mundeleer ein intravenöses Anaesthesieverfahren mitgeteilt, das auf der kombinierten Anwendung eines Neuroleptikums und eines potenten, morphinartigen Analgetikums beruht. Die Grundlagen dieses Verfahrens stellen eine Fortsetzung der bereits seit Beginn dieses Jahrhunderts verwendeten Kombination von Morphin und Scopolamin, besonders aber der von Huguenard und Laborit verwendeten „lytischen Gemische" von Pethidin mit Chlorpromazin bzw. Phenergan dar. Neuartig ist nicht das Verfahren der kombinierten Anwendung von Neuroleptika und Analgetika, sondern vielmehr die heute zur Verfügung stehenden hochwirksamen Pharmaka Dehydrobenzperidol und Fentanyl. Durch sie ist es möglich geworden, besonders schonende Allgemeinanaesthesien durchzuführen, die sich durch stabile Kreislaufverhältnisse während der Operation und günstigen postoperativen Verlauf auszeichnen. Aufgrund der übereinstimmend günstigen Erfahrungen zahlreicher Anaesthesisten hat sich die Neuroleptanalgesie in der klinischen Anaesthesiologie relativ rasch durchgesetzt. Besonderes Interesse fanden tierexperimentelle Untersuchungen (Gemperle), bei denen Minderungen der Sauerstoffaufnahme des Gesamtorganismus von 45 bis 50% durch Neuroleptanalgesien erzeugt werden konnten; denn der sonst übliche Abfall der Sauerstoffaufnahme durch herkömmliche Anaesthesieverfahren ist wesentlich geringer.

Da das Hirn als anspruchsvollster Sauerstoffkonsument und als Hauptangriffsort der zur Neuroleptanalgesie verwendeten Pharmaka hierbei im Vordergrund des Interesses steht, befaßte sich die vorliegende Arbeit mit der Untersuchung der cerebralen Durchblutung und Sauerstoffaufnahme unter den klinisch üblichen Bedingungen der Neuroleptanalgesie.

An 16 Bastardhunden wurden quantitative Messungen der Hirndurchblutung sowie der cerebralen arteriovenösen Sauerstoff- und Kohlensäuredifferenzen durchgeführt. Die Hirndurchblutung wurde mit einem für diese Untersuchung entwickelten Farbstoffverdünnungsverfahren mit Cardiogreen gemessen. Die Sauerstoff- und Kohlensäurebestimmungen im Blut erfolgten nach dem Verfahren von van Slyke.

Die *Ausgangswerte* (Kontrollen) wurden unter oberflächlicher Stickoxydul-Sauerstoffanaesthesie gemessen. Unter diesen Bedingungen lag das durchschnittliche Blutzeitvolumen des Gesamthirns bei 76,5 ml/100 g · min ($s_{\bar{x}}$: $\pm$ 10,44) und die cerebrale Sauerstoffaufnahme bei 5,2 ml O_2/100 g · min ($s_{\bar{x}}$: $\pm$ 1,13).

Weitere Messungen fanden 10 und 20 min nach der intravenösen Injektion von Dehydrobenzperidol (0,28 mg/kg) und Fentanyl (0,007 mg/kg) statt.

Nach 10 min betrug die durchschnittliche Hirndurchblutung nur noch 38,15 ml/100 g/min ($s_{\bar{x}}$: $\pm$ 5,20) bei einer cerebralen Sauerstoffaufnahme von 3,00 ml O_2/100 g/min ($s_{\bar{x}}$: $\pm$ 0,71).

Nach 20 min wurde ein weiterer, jedoch nicht mehr signifikanter Abfall der Hirndurchblutung auf 34,4 ml/100 g/min ($s_{\bar{x}}$: $\pm$ 6,29) sowie auch der Sauerstoffaufnahme auf 2,20 ml O_2/100 g/min ($s_{\bar{x}}$: $\pm$ 0,57) beobachtet.

Das gleichzeitig durchgeführte *Electrencephalogramm* zeigte einen Abfall der Frequenz von 10 Hz mit überwiegendem Alpharhythmus (Ausgangsbedingungen) auf etwa 3 Hz mit überwiegendem Deltarhythmus nach der Injektion von Dehydrobenzperidol und Fentanyl. Es konnte eine ähnliche Korrelation zwischen cerebralem Sauerstoffverbrauch und EEG-Frequenz wie bereits von GLEICHMANN, INGVAR, LASSEN, LÜBBERS, SIESJÖ und THEWS an der Cortex des Hundes beobachtet werden.

Eine Korrelation zwischen Blutdrucksenkung und Minderung der cerebralen Durchblutung konnte nicht nachgewiesen werden, so daß die Minderung der Hirndurchblutung unter Neuroleptanalgesie nicht die Folge eines zu beobachtenden Druckabfalles durch die verwendeten Pharmaka sein kann.

Ebenso konnte keine Korrelation zwischen arteriellem Sauerstoffgehalt und cerebraler Sauerstoffaufnahme nachgewiesen werden. Die Minderung der cerebralen Sauerstoffaufnahme durch die Neuroleptanalgesie kann daher nicht Folge eines reduzierten Sauerstoffangebotes sein. Die möglichen Ursachen der verminderten cerebralen Durchblutung und Sauerstoffaufnahme konnten in der vorliegenden Arbeit nicht geklärt werden.

Die von GEMPERLE am Gesamttier beobachtete Minderung der Sauerstoffaufnahme unter Neuroleptanalgesie konnte in gleichem Maße auch für das Hirn in vivo nachgewiesen werden.

Summary

In 1959 De Castro and Mundeleer reported on an intravenous anaesthesia method based upon the combined use of a neuroleptic and a potent morphine-like analgesic drug. This new method – neuroleptanalgesia – is, in a way, continual to the morphine – scopolamine combination in clinical use since the beginning of this century and to the "lytic mixture" of pethidine with chlorpromazine or phenergan by Huguenard and Laborit. Really new, therefore, is not the use of neuroleptic and analgesic drug in combination but the availability at the present time of the highly potent drugs Dehydrobenzperidol and Fentanyl. Their use has made possible an especially gentle general anaesthetic characterized by stable circulatory conditions during the operation and a post-operative course free of side effects. Corresponding favorable experiences of anaesthetists who have used this method have helped to establish neuroleptanalgesia in clinical anaesthesiology in a relatively short time. Of special interest were animal experiments under neuroleptanalgesia (Gemperle) in which a decrease of the oxygen uptake by the total organism of dogs was 45 to 50% contrary to the considerably smaller effect produced by other common anaesthetic methods. The brain, as the most demanding oxygen consumer and the main site of action of neuroleptanalgesic drugs, consequently is the center of scientific interest. The experimental part of this paper, therefore, concerns itself with examinations of cerebral blood flow and cerebral oxygen uptake under usual clinical conditions of neuroleptanalgesia. Quantitative measurements of cerebral blood flow and cerebral arteriovenous oxygen- and CO_2 differences were performed on 16 dogs. Cerebral blood flow was measured with a dye-diluting method of cardiogreen. O_2- and CO_2 determinations in the blood were recorded by the method of Van Slyke. Control determinations were obtained under superficial nitrous oxide-oxygen anaesthesia. Under these conditions the average cerebral blood flow of the total brain was 76.5 ml/100 g · min ($S\bar{x}$: $\pm$ 10.44) and the cerebral oxygen uptake 5.2 ml O_2/100 g · min ($S\bar{x}$: $\pm$ 1.13). The following measurements were taken 10 and 20 min after the intravenous injection of Dehydrobenzperidol (0.28 mg/ kg) and Fentanyl (0.007 mg/kg). After 10 min the average cerebral blood flow was only 38.15 ml/100 g · min ($S\bar{x}$: $\pm$ 5.20) and the cerebral oxygen uptake 3.00 ml O_2/100 g · min ($S\bar{x}$: $\pm$ 0.71). After 20 min there was a further decrease of cerebral blood flow, not quite as significant however, to 34.4 ml/100 g · min ($S\bar{x}$: $\pm$ 6.29) and an oxygen uptake of 2.20 ml O_2/ 100 g · min ($S\bar{x}$: $\pm$ 0.57). The simultaneously taken EEG showed a decrease of frequency from 10 Hz and a dominating alpha-rhythm (control values) to a frequency of 3 Hz with a delta-rhythm dominating after the injection of Dehydrobenzperidol and Fentanyl. This observation of the correlation between cerebral oxygen uptake and EEG frequency was similar to the findings of GLEICHMANN, INGVAR, LASSEN, LÜBBERS, SIESJÖ, and THEWS on the canine cortex. A correlation between decrease of blood pressure and decrease of cerebral blood flow could not be demonstrated. The decrease of cerebral blood flow under neuroleptanalgesia is, therefore, not the consequence of a general blood pressure decrease following the use of neuroleptanalgesic drugs. Similarly, there was no correlation between arterial oxygen content and cerebral oxygen uptake. The lowering of cerebral oxygen uptake by neuroleptanalgesia can not be caused, therefore, by a reduced arterial oxygen tension. Possible underlying causes for the reduced cerebral blood flow and oxygen uptake could not be illuminated by these experiments.

GEMPERLE's observation of a decrease of oxygen uptake for the total organism under neurleptanalgesia could be confirmed with the same degree for the brain in vivo.

Literatur

[1] ALDER, A.: Erfahrungen mit der Neuroleptanalgesie. Anaesth. **10**, 321 (1961).

[2] ALEXANDER, S. C., H. WOLLMAN, T. COHEN, P. E. CHASE, E. MELMAN, and R. D. DRIPPS: Cerebral blood flow and metabolism during halothan anaesthesia in man. Fed. Proc. **22**, 187 (1963).

[3] BARK, J.: Über die Bestimmung der Narkosetiefe mit dem Electrencephalogramm. Anaesth. **3**, 73 (1954).

[4] BARNES, D. W. H., J. F. LOUTIT, and E. B. REEVE: Observations on the estimate of the circulating red blood cell volume in man given T-1824 and the haematocrit, with special reference to uncorrected dye loss from the circulation. Clin. sc. **7**, 155 (1948).

[5] BEAN, J. W. and H. WAGEMAKER: Brain blood flow, Chloropromazine (Thorazine) and its protective action against the toxicity of a high pressure. Amer. J. Physiol. **198**, 341 (1960).

[6] BERGER, H.: Über das Electrencephalogramm des Menschen. Arch. Psychiatr. **94**, 16 (1931).

[7] — Über das Electrencephalogramm des Menschen. Arch. Psychiatr. **99**, 555 (1933).

[8] BERGMANN, H.: Zur Neuroleptanalgesie mit Phenoperidin (R 1406) und Haloperidol (R 1625). Anaesthesist **11**, 109 (1962).

[9] BERNSMEIER, A. und K. SIEMONS: Die Messung der Hirndurchblutung mit der N_2O-Methode. Pflügers Arch. **258**, 149 (1953).

[10] — Der oxydative Stoffwechsel des Hirngewebes im sogenannten „Winterschlaf". Anaesthesist **3**, 149 (1954).

[11] — und U. GOTTSTEIN: Die Sauerstoffaufnahme des menschlichen Gehirns unter Phenothiazinen, Barbituraten und in der Ischämie. Pflügers Arch. **263**, 102 (1956).

[12] BRAVAIS-PEARSON: In: Biochem. Taschenbuch, Berlin-Göttingen-Heidelberg: Springer 1956.

[13] BROEMSER, Ph. und O. F. RANKE: Technik der Kreislaufmessung. Zschr. Biol. **90**, 467 (1930).

[14] BROWN, A. S.: Die Neuroleptanalgesie mit Haloperidol und Phenoperidin als neues Narkoseverfahren für neurochirurgische Eingriffe. Anaesthesist **11**, 22 (1962).

[15] BURN, J. H., H. G. EPSTEIN, G. A. FEIGAU, and W. D. M. PATON: Some pharmacological actions of „Fluothane". Brit. med. J. **11**, 479 (1957).

[16] — and H. G. EPSTEIN: Hypotension due to „Halothane". Brit. J. Anaesth. **31**, 199 (1959).

[17] CAMPAN, L. et G. LAZORTHES: Pratique de l'Hibernothérapie. Paris: Masson et Cie. 1954.

[18] — Les di-hydro-alcaloides du groupe de l'ergotoxine en hibernation neurochirurgicale. Presse méd. 764 (1954).

[19] DE CASTRO, J. et P. MUNDELEER: Anesthésie sans barbituriques: La neuroleptanalgésie. Anesth. et Analg. **16**, 1022 (1959).

[20] — — Anesthesia without sleep: „Neuroleptanalgesia". Acta chir. Belg. **58**, 689 (1959)

[21] De Castro, J. et P. Mundeleer: La neuroleptanalgesie, nouvelle technique d'anesthésie intraveneuse non barbituriques. X. Congress Franc. d'Anesthésiologie, Lyon, Juli 1959.

[22] Cobb, S. und F. Fremont-Smith: [zit. nach A. Bernsmeier und K. Siemons (9)]. Arch. neurol. **26**, 731 (1931).

[23] Corssen, G., E. F. Domino, and R. B. Sweet: Neuroleptanalgesia and anaesthesia. Anesth. and Analg. **43**, 748 (1964).

[24] Decourt, Ph.: [zit. nach A. Bernsmeier (10)]. Compt. rend. Acad. sc., Paris, **236**, 1195 (1953).

[25] Delay, J., P. Deniker, R. Ropert, H. Beek, R. Barande et M. Eurieult: Syndromes neurologiques expérimentaux et thérapeutique psychiatrique. I. Effects neurologiques d'un nouveau neuroleptique majeur, le 7843 RP. Presse méd. **67**, 123 (1960).

[26] Derbyshire, A. J., B. Rempel, A. Forbes, and E. F. Lambert: Effects of anaesthetics on action potentials in cerebral cortex of cat. Amer. J. Physiol. **116**, 577 (1936).

[27] Dow, P.: Dimensional relationship in dye dilution curves from humans and dogs with an empirical formula for certain troublesome curves. J. Appl. Physiol. **7**, 339 (1955).

[28] Eckmann, L.: Tetanus. Prophylaxe und Therapie. Basel-Stuttgart: Benno Schwabe 1960.

[29] Estler, C. J. und F. Heim: The effect of morphium and N-allyl-3-hydroxymorphinon on function and metabolism of the mouse brain. J. Neurochem. **9**, 219 (1962).

[30] Fang, A. C. H.: Cerebral arterial innervations in man. Arch. Neurol. **4**, 651 (1961).

[31] Faulconer, A. J. W. Pender, and R. G. Bickford: The influence of partial pressure of N_2O on the depth of anaesthesia and the EEG in man. Anesth. **10**, 601 (1949).

[32] Ferris, E. B. jun.: Objective measurement of relative intracranial blood flow in man. Arch. Neurol. **46**, 377 (1941).

[33] Finkelstein, M., W. A. Spencer, and E. R. Ridgeway: Chlorpromazine (Megaphen) and tissue metabolism. Proc. Soc. Exper. Biol. Med. **87**, 343 (1954).

[34] Florey, H.: Microscopical observations on the circulation of blood in the cerebral cortex. Brain **48**, 43 (1925).

[35] Forbes, H. S., and S. Cobb: Vasomotor control of cerebral vessels. Brain **61**, 221 (1938).

[36] — Regulation of the cerebral vessels – new aspects. Arch. Neurol. Psychiatr. **80**, 689 (1958).

[37] Freudenberg, K.: Grundriß der Med. Statistik. Stuttgart: Friedr. Schattauer 1962.

[38] Frey, R., H. Kreuscher und A. Madjidi: Die Neuroleptanalgesie. Dtsch. Med. Wschr. **90**, 721 (1965).

[39] Frey, R., H. Kreuscher und A. Madjidi: Erfahrungen mit der NLA bei Operationen im Hals-Nasen-Ohrengebiet. Symposion über NLA des 1. Europ. Kongr. für Anaesthesiologie. Wien 1962.

[40] Frowein, R. A., H. Hirsch, D. Kaiser und W. Krenkel: Sauerstoffverbrauch, Durchblutung und Vulnerabilität des Warmblütergehirns unter Megaphen. Arch. exp. Path. Pharm. **226**, 62 (1955).

[41] Gänshirt, H. und H. Brilmayer: Über den Einfluß des Präparates Megaphen (Largactil) auf den Sauerstoffverbrauch von Hirnschnitten und Hirnhomogenaten. Arch. internat. pharmacodyn. **98**, 467 (1954).

[42] GARDOCKI, J. F., and J. YELNOSKY: A study of some of the pharmacological actions of Fentanyl Citrate. Toxicology and appl. Pharmacology **6**, 48 (1964).

[43] GAUSS, C. J.: Technik des Scopolamin-Morphium-Dämmerschlafes in der Geburtshilfe. Zbl. Gynäk. **31**, 33 (1907).

[44] — Bericht über das erste Tausend Geburten im Scopolamin-Dämmerschlaf. Münch. med. Wschr. **54**, 157 (1907).

[45] GEMPERLE, M.: Medikamentöse Herabsetzung der Sauerstoffaufnahme durch Neuroleptanalgesie. Anaesth. **13**, 181 (1964).

[46] GIBBS, F. A.: Thermoelectric blood flow recorder in form of a needle. Proc. Soc. Exper. Biol. Med. **31**, 141 (1933).

[47] —, H. MAXWELL, and E. L. GIBBS: Volume flood of blood through the human brain. Arch. Neurol. Psychiatr. **57**, 137 (1947).

[48] GLEICHMANN, K., D. H. INGVAR, N. A. LASSEN, D. W. LÜBBERS, B. K. SIESJÖ, and G. THEWS: Regional cerebral cortical metabolic rate of oxygen and carbon dioxide, related to the EEG in the anaesthetized dog. Acta physiol. Scand. **55**, 82 (1962).

[49] GOFFRINI, P. und A. SCORTA: Valutazione delle funzionalita tiroidea mediante la captazione di radioiodio nel blocco farmacologico del sistema nervoso vegetativo e nella ibernatione artificiale. Minerva Med. **1**, 347 (1953). [zit. nach KLEINSORGE und RÖSNER (102)].

50] GOTTSTEIN, U.: Der Hirnkreislauf unter dem Einfluß vasoaktiver Substanzen. Heidelberg: Hüthig 1962.

[51] — Der Hirnkreislauf unter dem Einfluß sympathikomimetischer, sympathikolytischer und ganglioplegischer Substanzen. Kreislaufmessungen, Freiburger Colloquium 1963.

[52] GREGERSEN, M. J. and H. SHIRO: The behaviour of the dye T-1824 with respect to its absorption by red blood cells and its fate in blood undergoing coagulation. Amer. J. Physiol. **121**, 284 (1938).

[53] GREGG, D. E., and R. E. SHIPLEY: Experimental approaches to the study of the cerebral circulation. Fed. Proc. **3**, 144 (1944).

[54] HAASE, H. J., and P. JANSSEN: The action of neuroleptic drugs. Amsterdam: North-Holland Publishing Company 1965.

[55] HAMILTON, W. F., J. W. MOORE, J. M. KINSMAN, and R. G. SPURLING: Studies on the circulation. IV. Further analysis of the injection method, and of changes in hemodynamics under physiological and pathological conditions. Amer. J. Physiol. **99**, 534 (1932).

[56] —, R. L. REILY, A. M. ATTJAH, A. COURNAND, D. M. FOWELL, A. HIMMELSTEIN, R. P. NOBLE, J. W. REMINGTON, D. W. RICHARDS, N. C. WHEELER, and A. C. WITHAM: Comparison of the fick and dye injection methods of measuring the cardiac output in man. Amer. J. Physiol. **153**, 309 (1948).

[57] HEGGLIN, R., W. RUTISHAUSER, G. KAUFMANN, E. LÜTHY und H. SCHEU: Kreislaufdiagnostik mit der Farbstoffverdünnungsmethode. Stuttgart: Georg Thieme 1962.

[58] HELLER, S., K. KAISER, W. LOCHNER und W. SCHOEDEL: Zur Bestimmung des Herzzeitvolumens mittels der Injektionsmethode bei fortlaufender Registrierung der Farbstoffkonzentration. Zschr. Kreisl.forsch. **42**, 727 (1953).

[59] HELLINGER, F. R., B. M. BLOOR, and J. J. McCUTCHEN: Total cerebral blood flow and oxygen consumption using the dye-dilution method. J. Neurosurg. **19**, 964 (1962).

[60] HENSCHEL, W., H. HAMMER und G. BUHR: Kreislaufuntersuchungen während Neuroleptanalgesie. Gem. Tagg. d. österr., schweiz. und dtsch. Anaesthesiegesell. (Freiburg 1963).

[61] HENSCHEL, W: (Herausgeber): Anaesthesiologie und Wiederbelebung. Band 9, Berlin, Heidelberg, New York: Springer 1966.

[62] HETZEL, P. S., A. A. RAMIREZ DE ARELLANO, and E. H. WOOD: Estimation of cardiac output from first part of arterial dye dilution curves. J. Appl. Physiol. **13**, 91 (1958).

[63] HIEBEL, G., M. BONVALLET, et P. DELL: Action de la chlorpromazine au niveau du système nerveux central. Sem. hôp. Paris **30**, 2346 (1954).

[64] HIMWICH, W. A., E. HOMBURGER, R. MARESCA, and H. E. HIMWICH: Brain metabolism in man: Unanesthetized and in pentothal narcosis. Amer. J. Psychiat. **103**, 689 (1947).

[65] HIRSCH, H., W. KRENKEL, M. SCHNEIDER und F. SCHNELLBÄCHER: Der Sauerstoffverbrauch des Warmblütergehirns bei Sauerstoffmangel durch Ischaemie und der Mechanismus der Mangelwirkung. Pflügers Arch. **261**, 402 (1955)

[66] HOLZER, H.: Behandlung des Tetanus mit künstlicher Hibernation. Anaesth. **3**, 172 (1954).

[67] HOMBURGER, E., W. A. HIMWICH, B. ETSTEN, G. YORK, R. MARESCA, and H. E. HIMWICH: Effect of pentothal anaesthesia on canine cerebral cortex. Amer. J. Physiol. **147**, 343 (1946).

[68] HUNTER, A. R.: Chlorpromazine as an aid to cooling in a thyroid crisis. Lancet II. **269**, 173 (1955)

[69] JANSSEN, P., A. JAGENEAU, P. DEMOEN, C. VAN DE WESTERINGH, J. DE CANNIERE, A. RAEYMAEKERS, M. WOUTERS, S. SANCZUK, and B. HERMANS: Compounds related to pethidine. II. Mannich bases derived from various esters of 4-carboxy-4-phenylpiperidine and acetophenones. J. med. Pharm. Chem. **1**, 309 (1959).

[70] —, A. JAGENAU, and J. HUYGENS: Synthetic antidiarrhoeal agents. I. Some pharmacological properties of R 1132 and related compounds. J. Med. Pharm. Chem. **1**, 299 (1959).

[71] —, C. VAN DE WESTERINGH, A. JAGENAU, P. DEMOEN, B. HERMANS, G. VAN DAELE, K. SCHELLEKENS, C. VAN DER EYCKEN, and C. NIEMEGEERS: Chemistry and pharmacology of CNS depressants related to 4-(4-hydroxy-4-phenyl-piperidino) butyrophenone. Part. I: Synthesis and screening data in mice. J. Med. Pharm. Chem. **1**, 281 (1959).

[72] —, A. JAGENAU, P. DEMOEN, C. VAN DE Westeringh, A. RAEYMAEKERS, M. WOUTERS, S. SANCZUK, B. HERMANS, and J. LOOMANS: Compounds related to pethidine. I.: Mannich bases derived from norpethidine and acetophenones. J. Med. Pharm. Chem. **1**, 105 (1959).

[73] — Synthetic analgetics. Oxford: Pergamon Press 1960.

[74] —, A. JAGENAU, P. DEMOEN, C. VAN DE WESTERINGH, J. DE CANNIERE, A. RAEYMAEKERS, M. WOUTERS, S. SANCZUK, and B. HERMANS: Compounds related to pethidine. III. Basic ketones derived from norpethidine. J. Med. Pharm. Chem. **2**, 271 (1960).

[75] —, and N. EDDY: Compounds related to pethidine. IV. New general chemical methods of increasing the analgesic activity of pethidine. J. Med. Pharm. Chem. **2**, 31 (1960).

[76] — Vergleichende pharmakologische Daten über sechs neue basische 4-Fluorobutyrophene-Derivate. Arzneimittel-Forsch. **11**, 819 (1961).

[77] — Pitrinitramide (R 3365), a potent analgesic with unusual chemical structure. J. Pharmacy Pharmacol. **13**, 513 (1961).

[78] — On the pharmacology of analgesics and neuroleptics used for surgical anaesthesia. 1. Europ. Congr. of Anaesth., Symposium on NLA, Wien 1962.

[79] JANSSEN, P: A review of the chemical features associated with strong morphine-like activity. Brit. J. Anaesth. **34**, 260 (1962).

[80] —, C. NIEMEGEERS, K. SCHELLEKENS, F. VERBRUEGGEN, and J. VAN NUETEN: The pharmacology of dehydrobenzperidol. A new potent and short acting neuroleptic agent chemically related to haloperidol. Arzneimittel-Forsch. **13**, 205 (1963).

[81] —, C. NIEMEGEERS, and J. DONY: The inhibitory effect of fentanyl and other morphine-like analgesics on warm water induced tail withdrawal reflex in rats. Arzneimittel-Forsch. **13**, 502 (1963).

[82] INGVAR, D. H., and K. SÖDERBERG: Effects of chlorpromazine on cerebral circulation and electroencephalogram in cats. Arch. Neurol. Psychiatr. **78**, 254 (1957).

[83] —, and N. A. LASSEN: Regional blood flow of the cerebral cortex determined by Krypton[85]. Acta physiol. Scand. **54**, 325 (1962).

[84] ISRAEL, J.: Welchen Einfluß haben die funktionell-diagnostischen Methoden auf die Sterblichkeit der Nephrektomie wegen Nierentuberkulose gehabt? Arch. klin. Chir. **77**, 57 (1905).

[85] KAPFERER, J. M.: Dextromoramid und Haloperidol als Hilfsmittel für die Allgemeinnarkose. Anaesthesist **10**, 101 (1961).

[86] — Prinzipielle und praktische Überlegungen zur „Neuroleptanalgesie". Anaesthesist **11**, 25 (1962).

[87] KAPPEY, F., R. SCHMIDT, and C. ALBERS: On the method of catheterization of the sagittal sinus in dog. Pflügers Arch. **273**, 210 (1961).

[88] KETY, S. S., and C. F. SCHMIDT: The determination of cerebral blood flow in man by use of nitrous oxide in low concentrations. Amer. J. Physiol. **143**, 53 (1945).

[89] — A quantitative determination of cerebral blood flow in man. Methods in medical research. Vol. I. Chicago: Year Book Publishers 1948.

[90] —, and C. F. SCHMIDT: The effect of altered arterial tensions of carbon dioxide and oxygen on cerebral blood flow and cerebral oxygen consumption of normal young men. J. clin. Invest. **27**, 484 (1948).

[91] —, and C. F. SCHMIDT: The nitrous oxide method for the quantitative determination of cerebral blood flow in man: Theory, procedure and normal values. J. clin. Invest. **27**, 476 (1948).

[92] —, W. M. LANDAU, W. H. FREYGANG, L. P. ROWLAND, and L. SOKOLOFF: Estimation of regional circulation in the brain by the uptake of an inert gas. Fed. Proc. **14**, 85 (1955).

[93] KILLIAN, H. und H. WEESE: Die Narkose. Stuttgart: Georg Thieme 1959.

[94] KING, B. D., L. SOKOLOFF, and R. L. WECHSLER: The effects of 1-epinephrine and 1-norepinephrine upon cerebral circulation and metabolism in man. J. clin. Invest. **31**, 273 (1952).

[95] KIRSCHNER, M.: Die Kombination verschiedener Gefahren der Schmerzausschaltung. Chirurg **119**, 265 (1935).

[96] KOLB, E.: Vegetative Blockade bei der operativen Behandlung der Basedowstrumen. Langenbeck's Arch. klin. Chir. **285**, 18 (1957).

[97] KRAMER, K., K. THURAU und P. DEETJEN: Haemodynamik des Nierenmarks: I. Mittlg.: Kapilläre Passagezeit, Blutvolumen, Durchblutung, Gewebshämatokrit und O_2-Verbrauch des Nierenmarks in situ. Pflügers Arch. **270**, 251 (1960).

[98] KREITMAIR, H.: Entgiftung von Scopolamin. Münch. med. Wschr. **51**, 2158 (1926).

[99] KREUSCHER, H.: The action of dehydrobenzperidol on the cardiovascular system in man. Acta anaesth. Scand. **9**, 155 (1965).

[100] KUHN, F.: Perorale Tubagen mit und ohne Druck. Dtsch. Zschr. Chir. **76**, 148 (1905).
[101] — Perorale Intubation mit und ohne Druck. Dtsch. Zschr. Chir. **81**, 63 (1906).
[102] KLEINSORGE, H. und K. RÖSNER: Phenothiazinderivate in der Medizin. Jena: VEB Gustav Fischer Verlag 1958.
[103] LABORIT, H., et P. HUGUENARD: L' hibernation artificielle par moyens pharmacodynamiques et physiques. Press. méd. **64**, 1329 (1951).
[104] LASSEN, N. A., and O. MUNCK: The cerebral blood flow in man, determined by the use of radioactive Krypton. Acta physiol. Scand. **33**, 30 (1955).
[105] LENNOX, W. G., and E. L. GIBBS: The blood flow in the brain and the leg of man, and the changes induced by alteration of blood gases. J. clin. Invest. **11**, 1155 (1932).
[106] LEWI, P.: Areas under thermal dilution curves, assuming log-normal distribution. Amer. J. Physiol. **207**, 144 (1964).
[107] LUDWIGS, N. und K. WIEMERS: Zur Hämodynamik der Hirndurchblutung bei Liquordrucksteigerung. Verh. Dtsch. Ges. Kreisl.-Forsch. **19**, 96 (1953).
[108] — Über die Modifikation der Methode nach GIBBS zur lokalisierten Durchblutungsmessung des Hirngewebes und die Gültigkeit der damit erhobenen Befunde. Pflügers Arch. **259**, 35 (1954).
[109] LUDWIGS, N. und M. SCHNEIDER: Über den Einfluß des Halssympathicus auf die Hirndurchblutung. Pflüger's Arch. **259**, 43 (1954).
[110] MARTIN, C.: Sur l'hibernation artificielle appliquée au traitement d'un cas trés sévère de septicopyohémie à staphylocoques. Press. méd. **61**, 84 (1953).
[111] MAYO, CH. W., R. G. BICKFORD, and A. FAULCONER jr.: Electroencephalographically controlled anaesthesia in abdominal surgery. J. amer. Med. Ass. **144**, 1081 (1950).
[112] McCLURE, C. jr., and H. P. GREEN: Cerebral venous outflow in the dog, influence of adrenergic and cholinergic substances. Amer. J. Physiol. **197**, 1183 (1959).
[113] McDOWALL, D. G., A. M. HARPER, and J. JACOBSON: Cerebral blood flow during halothane-anaesthesia. Brit. J. anaesth. **35**, 394 (1963).
[114] McDOWALL, D. G., A. M. HARPER, and J. JACOBSON: Cerebral blood flow during trichlorethylene anaesthesia: A comparision with halothane. Brit. J. anaesth. **36**, 11 (1964).
[115] MEYER, J. S., and D. DENNY-BROWN: The cerebral collateral circulation. I.: Factors influencing collateral blood flow. Neurology **7**, 447 (1957).
[116] MONROE, A.: Observations on the structure and functions of the nervous system. Edinburgh 1783.
[117] MORROW, D. H., and A. G. MORROW: The effects of halothane on myocardial contractile force and vascular resistance. Anesth. **22**, 537 (1961).
[118] MORUZZI, G., and H. W. MAGOUN: Brain stem reticular formation and activation of the EEG. Electroencephalogr. **1**, 455 (1949).
[119] MOYER, J. H., G. MORRIS, and H. SNYDER: Comparison of cerebral haemodynamic response to aramine and norepinephrine in normotensive and hypotensive subjects. Circulation **10**, 265 (1954).
[120] NILSSON, E., and P. JANSSEN: Neuroleptanalgesia – an alternative to general anaesthesia. Acta anaesth. Scand. **5**, 73 (1961).
[121] — Erfahrungen mit der Neuroleptanalgesie. Anaesthesist **11**, 17 (1962).
[122] — Origin and rations of neuroleptanalgesia. Anesth. **24**, 267 (1963).
[123] — Neuroleptanalgesia. Anaesthesiologie, Vol. II, p 155. Leiden: Boerhaave Kwartier 1963.

[124] NOELL, W. und M. SCHNEIDER: Über die Durchblutung und Sauerstoffversorgung des Gehirns im akuten Sauerstoffmangel. I. Mittlg.: Die Hirndurchblutung. Pflügers Arch. **246**, 181 (1942).

[125] —, — Über die Durchblutung und Sauerstoffversorgung des Gehirns im akuten Sauerstoffmangel. Pflügers Arch. **246**, 207 (1942).

[126] —, — Über die Durchblutung und Sauerstoffversorgung des Gehirns. IV. Mittlg.: Die Rolle der Kohlensäure. Pflügers Arch. **247**, 514 (1944).

[127] — Über die Durchblutung und Sauerstoffversorgung des Gehirns. V. Mittlg.: Einfluß der Blutdrucksenkung. Pflügers Arch. **247**, 528 (1944).

[128] — und M. SCHNEIDER: Quantitative Angaben über Durchblutung und Sauerstoffverbrauch des Gehirns. Pflügers Arch. **250**, 35 (1948).

[129] OOSTERHUIS, H. K., M. J. ERNSTING, W. F. KAFOE, W. T. NAUTA, H. K. OOSTERHUIS, and C. DE WAART: Influence of psychotropic drugs on cerebral metabolism. Acta neurol. belg. **61**, 7 (1961).

[130] OPITZ, E. und M. SCHNEIDER: Über die Sauerstoffversorgung des Gehirns und den Mechanismus von Mangelwirkungen. Erg. Physiol. **46**, 126 (1950).

[131] — und F. BARTELS: Gasanalyse. In: HOPPE-SEYLER/THIERFELDER. Handbuch der physiologischen und pathologisch-chemischen Analyse. II. p 188 ff. Berlin – Göttingen – Heidelberg: Springer 1955.

[132] PENFIELD, W.: [zit. nach U. GOTTSTEIN (51)]. Arch. neurol. psych. **27**, 30 (1932).

[133] PERRAULT, M. und B. KLOTZ: Sur quelques médications d'appoint dans le traitement des hypertyréoses et de la maladie de Basedow. Press. méd. **61**, 221 (1953)

[134] PIERCE, E. C. jr., C. J. LAMBERTSEN, S. DEUTSCH, P. E. CHASE, H. W. LINDE, R. D. DRIPPS, and H. W. PRICE: Cerebral circulation and metabolism during thiopental-anaesthesia and hyperventilation in man. J. clin. Invest. **41**, 1664 (1962).

[135] PHILIPPIDES, D.: Die intravenöse Anwendung von Scopolamin-Eukodal-Ephetonin. Chirurg **13**, 451 (1935).

[136] PRÜFER, K.: Prophylaxe und Therapie der thyreotoxischen Krise. Inaug. Diss. (Mainz 1965).

[137] PÜTTER, J.: Über den fermentativen Abbau des Propanidids. Anaesthesiologie und Wiederbelebung, Band 4. Berlin – Heidelberg – New York: Springer 1965.

[138] QUASTEL, J. H.: Respiration in the central nervous system. Physiol. Rev. **19**, 135 (1939).

[139] — Effects of phenothiazine-like compounds on brain metabolism in vitro. Psychopharmacol. Serv. cent. Bull. **2**, 55 (1962).

[140] RATSCHOW, M.: Der Heilschlaf mit Phenothiazinderivaten (Atosil und Megaphen). Medizinische 1351 (1953).

[141] RHEINWALD: Zwischenfälle beim Scophedal-Dämmerschlaf. Dtsch. zahnärztl. Ztg. **2**, 336 (1947).

[142] ROMAGNOLI, A., and K. J. MELVILLE: Studies on the cardiovascular actions of chlorpromazine. III: Effects on cerebral blood flow, blood pressure and electrocorticogram, as recorded simultaniously. Canad. anaesth. Soc. J. **5**, 137 (1958).

[143] SABATHIE, M. et A. DANTEC: Association du palfium à l' anesthésie générale et à l'anesthésie locale. Anesth. et Analg. **17**, 186 (1960).

[144] —, — et M. GASTEX: Empoi du palfium au cours de 1600 anesthésies. Anesth. et Analg. **17**, 434 (1960).

[145] — Drei Jahre Verwendung von D-Moramid in der Anaesthesiologie. Klinische und experimentelle Betrachtungen. Anaesthesist **11**, 20 (1962).

[146] Selye, H.: Einführung in die Lehre vom Adaptationssyndrom. Stuttgart: Georg Thieme 1953.

[147] Shepard, N. W. (Hsg.): The application of neuroleptanalgesia in anaesthetic and other practice. Oxford: Pergamon Press 1965.

[148] Shohl, A. T., and T. H. Hunter: Measurement of cell volume of blood by evans blue dye method. J. Laborat. Clin. Med. 26, 1829 (1941).

[149] Siemons, K. und A. Bernsmeier: Winterschlaf und Hirndurchblutung. Zbl. Neurochir. 14, 229 (1954).

[150] Sivar Sankuar, D. V.: Effect of psychopharmacological drugs on brain oxydative activity. J. Neuropsychiat. 3, 123 (1961).

[151] Van Slyke, D. D., and J. M. Neil: The determination of gases in blood and other solutions by vacuum extraction and manometric measurement. J. Biol. Chem. 61, 523 (1924).

[152] Sokoloff, L.: Relation of cerebral circulation and metabolism to mental activity. In: Korey, S. R., and J. N. Nurnberger: Neurochemistry, p. 216. New York: Hoeber and Harper 1956.

[153] — Local cerebral circulation at rest and during altered cerebral activity induced by anaesthesia or visual stimulation. In: Kety, S. S., and J. Elkes: Regional Neurochemistry. Oxford: Pergamon Press 1961.

[154] Schimmler, W.: Zur Messung der Gehirndurchblutung mit T-1824 (Evansblue) am Menschen. Zschr. Kreisl.-forsch. 45, 47 (1956).

[155] Schmidt, C. F.: The present status of knowledge concerning the intrinsic-control of the cerebral circulation and the effects of functional derangements in it. Fed. Proc. 3, 131 (1944).

[156] —, S. S. Kety, and H. H. Penneth: Gaseous metabolism of brain of monkey. Amer. J. Physiol. 143, 33 (1945).

[157] Schneider, M. und D. Schneider: Untersuchungen über die Regulierung der Gehirndurchblutung. I. Mittlg. Arch. exp. Path. Pharm. 175, 606 (1934).

[158] —, — Untersuchungen über die Regulierung der Gehirndurchblutung. II. Mittlg. Arch. exp. Path. Pharm. 175, 640 (1934).

[159] — und K. Wiemers: Über die Wirkung der hydrierten Mutterkornalkaloide auf die Gehirndurchblutung. Klin. Wschr. 29, 580 (1951).

[160] — Durchblutung und Sauerstoffversorgung des Gehirns. Verh. Dtsch. Ges. Kreisl.-forsch. 19, 3 (1953).

[161] — Die Physiologie der Hirndurchblutung. Dtsch. Zschr. Nervenhk. 162, 113 (1953).

[162] — und H. Hirsch: Neuere Untersuchungen zur Physiologie des Schlafes. Med. Klin. 54, 933 (1959).

[163] — Funktionelle Pathologie der Hirndurchblutung. Kongr. Dtsch. Nervenärzte (Köln 1959).

[164] Schneiderlin: [zit. nach Killian (93)]. (1903).

[165] — und Korff: [zit. nach Killian (93)] (1903).

[166] Steinbereithner, K., F. Lembeck und St. Hift: Künstlicher Winterschlaf. Wien, Innsbruck: Urban und Schwarzenberg 1955.

[167] Stewart, G. N.: Researches on the circulation time and on the influences which effect it: IV. The output of the heart. J. Physiol. 22, 159 (1897).

[168] — Output of heart in dogs. Amer. J. Physiol. 57, 27 (1921).

[169] Stöhr, P. jr.: Mikroskopische Anatomie des vegetativen Nervensystems. Berlin 1928.

[170] Strauss, E. und J. Hiller: Sympathicolytische Substanzen in der Therapie der Schilddrüsenüberfunktion. Med. Klin. 49, 1073 (1954).

[171] Terzian, H.: [zit. nach Gottstein (50)] Studio ellettroencephalographico dell' azione centrale del largactil. Rass. neurol. vegetat. 9, 211 (1952).

172] DE LA TORRE, E., M. G. NETSKY, and J. MESCHAN: Intracranial and extracranial circulations in the dog: Anatomic and angiographic studies. Amer. J. Anat. **105**, 343 (1959).

[173] TRENDELENBURG, F.: [zit. nach KILLIAN (93)] (1871).

[174] UJILE, A.: Die Kontrolle der Narkosetiefe mit dem Elektrencephalogramm. Anaesthesist **3**, 69 (1954).

[175] WARNER, H. R., and E. H. WOOD: Simplified calculation of cardiac output from dyte diluion curves recorded by oximeter. J. appl. Physiol. **5**, 111 (1952).

[176] WIEDERHIELM, C.: Amplifier for linear recording of oxygen saturation and dye dilution curves. Circulat. Res. **4**, 450 (1956).

[177] WIEMERS, K.: Funktionelle Auswirkungen der Hirnischämie. Ihre Beeinflussung im Experiment und ihre klinische Bedeutung in der Chirurgie und Anaesthesie. Habilitationsschrift (Freiburg 1957).

[178] WIRTH, W. und F. HOFFMEISTER: Pharmakologische Untersuchungen mit Propanidid. Anaesthesiologie und Wiederbelebung, Bd. 4. Berlin, Heidelberg, New York: Springer 1965.

[179] WOLLMAN, H., S. C. ALEXANDER, P. J. COHEN, P. E. CHASE, E. MELMAN, and R. D. DRIPPS: Cerebral circulation of man during halothane anaesthesia: effects of hypocarbia and of *d*-tubocurarine. Anaesth. **25**, 180 (1964).

[180] YELNOSKY, J., R. KATZ, and E. DIETRICH: A study of some of the pharmacological effects of dehydrobenzperidol. Vortrag auf dem Coll. über Fentanyl und DHB in „University of Pennsylvania Hospital". Philadelphia 1962.

[181] —, —, and E. V. DIETRICH: A study of some of the pharmacologic actions of droperidol. Toxicology and appl. Pharmacol. **6**, 37 (1964).

[182] —, and J. F. GARDOCKI: A study of some of the pharmacologic actions of fentanyl citrate and droperidol. Toxicology and appl. Pharmacol. **6**, 63 (1964).

[183] ZINDLER, M.: Bericht über das Colloquium über die Neuroleptanalgesie am 8. Juli 1961 in Düsseldorf. Anaesthesist **11**, 1 (1962).

Anhang

Korrelationsdiagramme
zu den Tabellen 8 und 9 auf Seite 52 u. 53

Korrelation: *Hirndurchblutung – arterieller Mitteldruck*

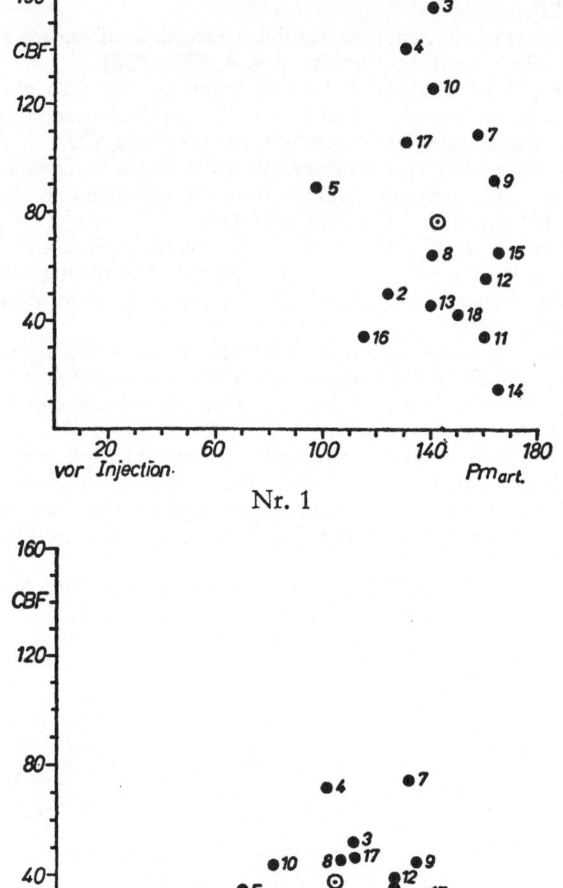

Anmerkung: ⊙ = Mittelwert. Die Zahlen an den einzelnen Punkten entsprechen den Nummern der Versuchtiere wie in den Tabellen.

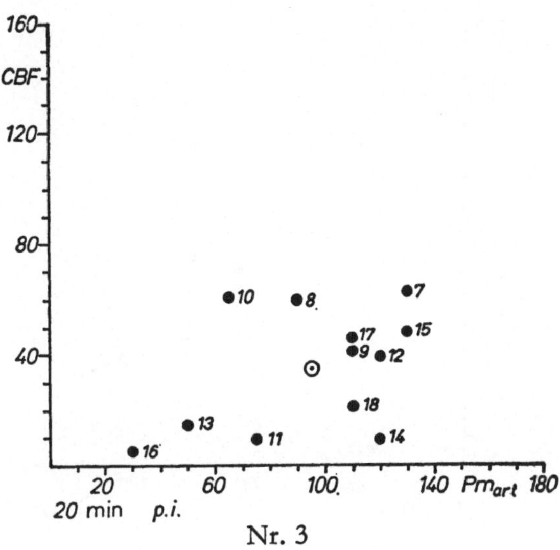

Nr. 3

Korrelation:

Hirndurchblutung – arteriovenöse Differenz des Mitteldruckes

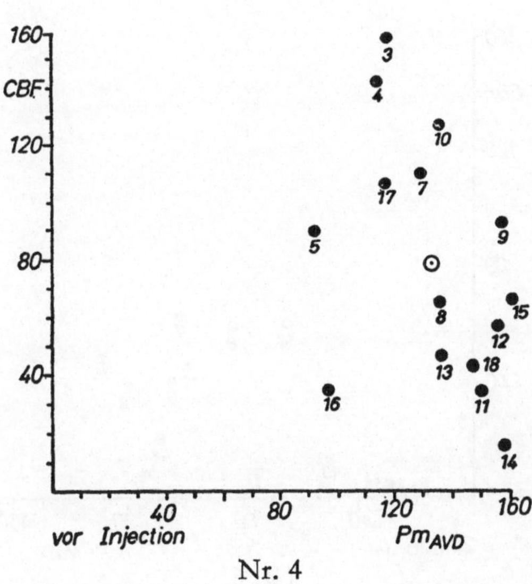

Nr. 4

160
CBF
120
80
7
4
3
10
9
5
40
18 12
15
11
16
14
40
80
120
160
10 min p.i.
Pm_AVD

Nr. 5

160
CBF
120
80
10
8
7
17
9
15
40
12
18
16
13
11
14
40
80
120
160
20 min p.i.
Pm_AVD

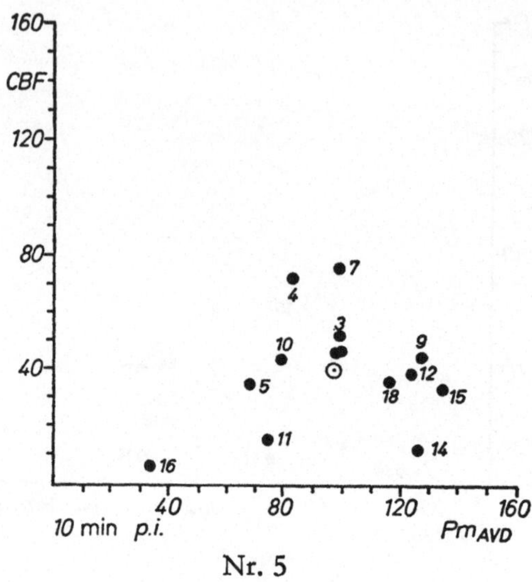

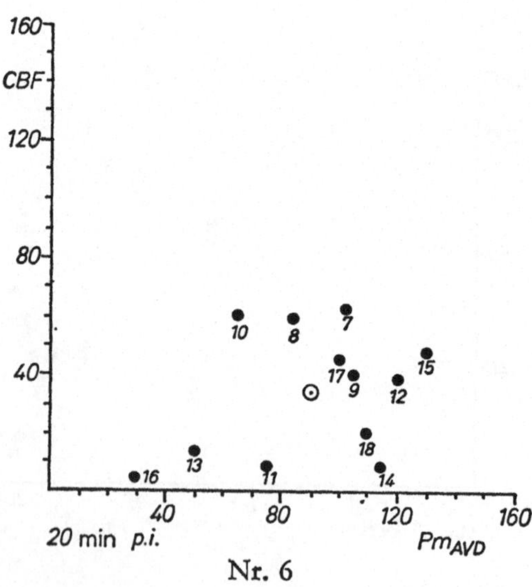

Nr. 6

Korrelation:

Hirndurchblutung – arterieller O$_2$-Gehalt

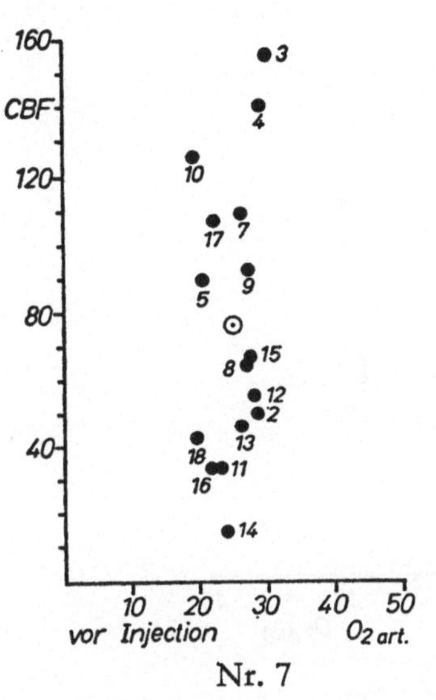

Nr. 7

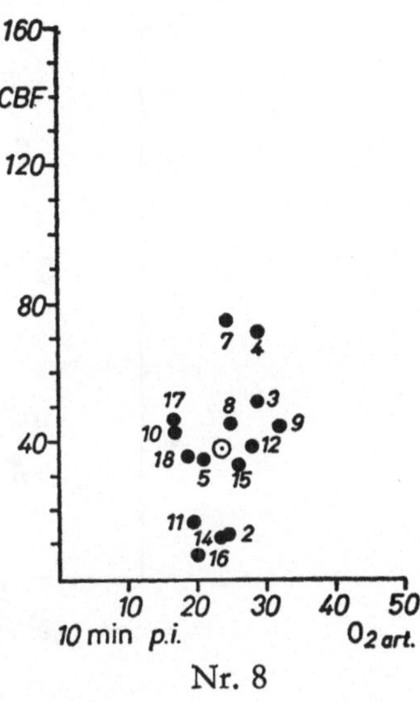

Nr. 8

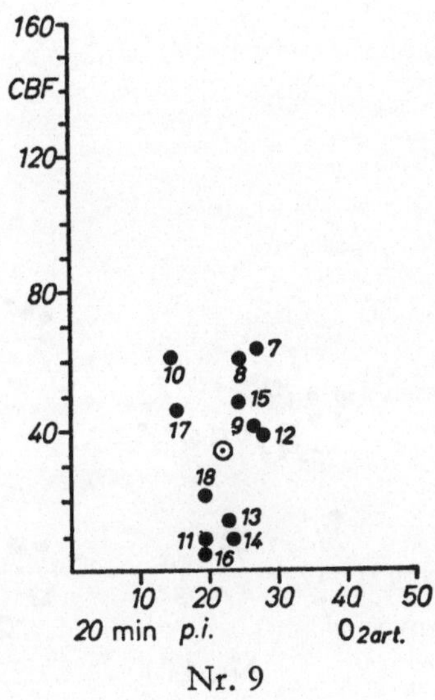

Nr. 9

Korrelation:

Hirndurchblutung – arteriovenöse Differenz des O₂-Gehalts

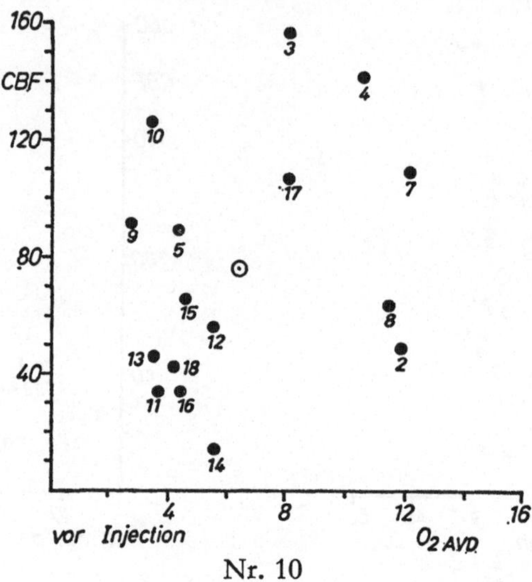

Nr. 10

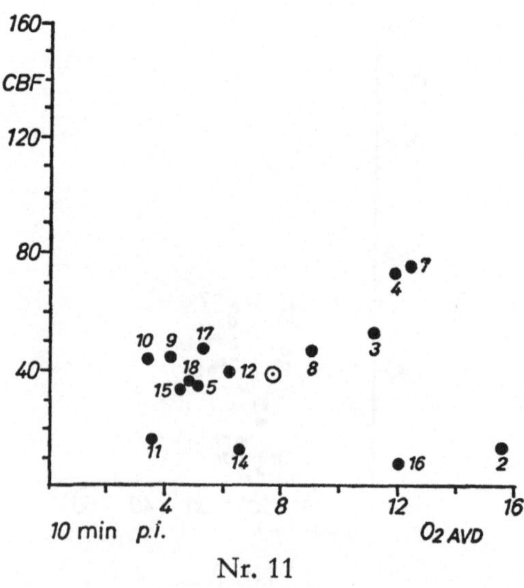

Nr. 11

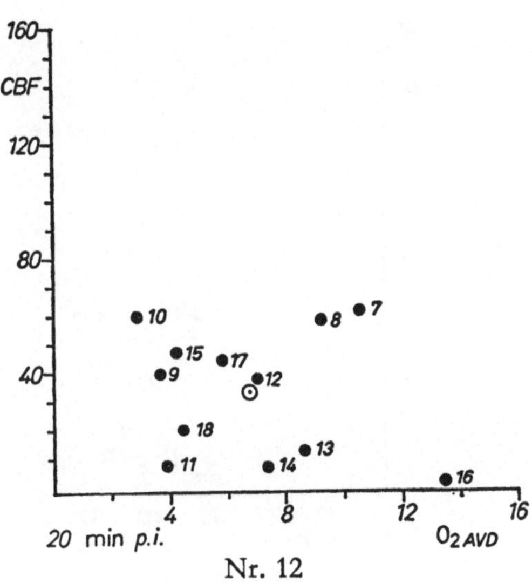

Nr. 12

Korrelation:

Hirndurchblutung – arterieller CO_2-Gehalt

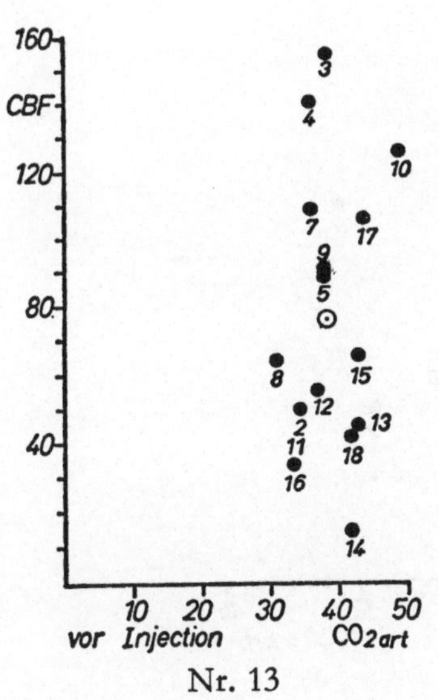

Nr. 13

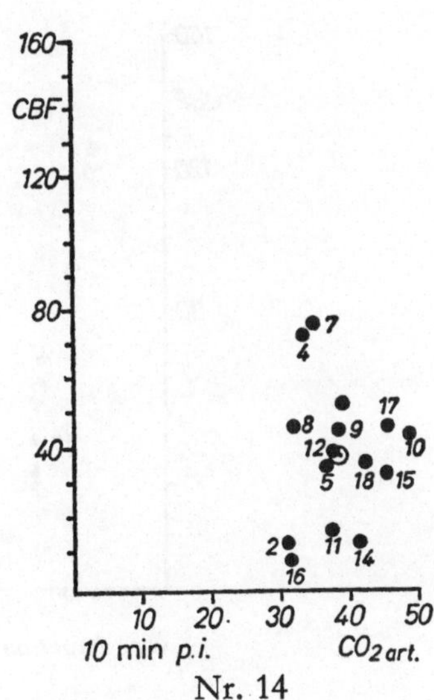

Nr. 14

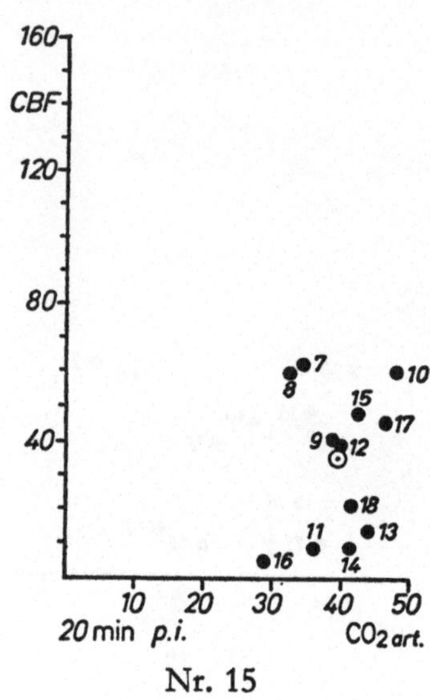

Nr. 15

Korrelation:

Hirndurchblutung – arteriovenöse Differenz des CO_2-Gehalts

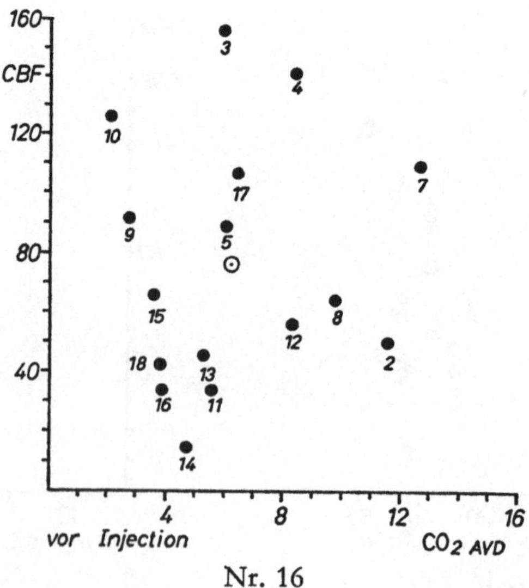

Nr. 16

160
CBF
120
80
7
4
40
9
10
17
3
8
15
18
5
12
14
16
2
4
8
12
16
10 min p.i.
CO2 AVD

Nr. 17

160
CBF
120
80
10
8
7
15
17
9
40
12
18
13
11
14
16
4
8
12
18
20 min p.i.
CO2 AVD

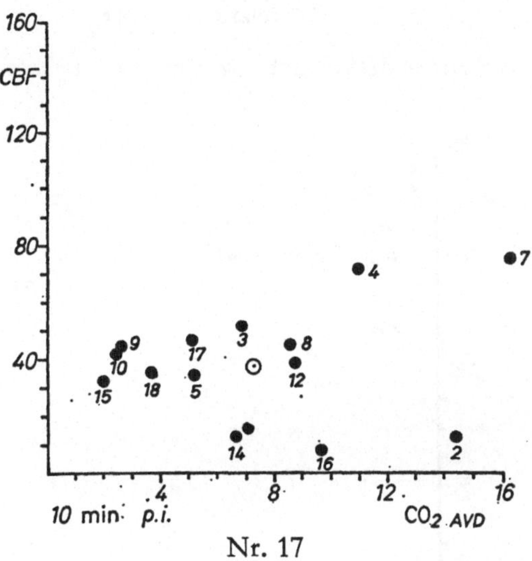

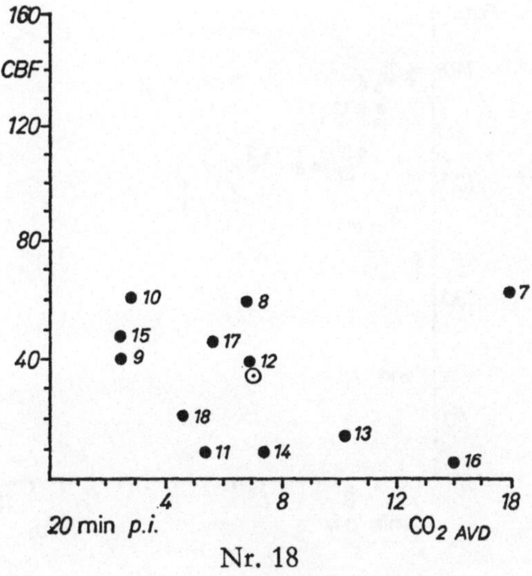

Nr. 18

Korrelation:

Arterieller Mitteldruck – cerebrale O$_2$-Aufnahme

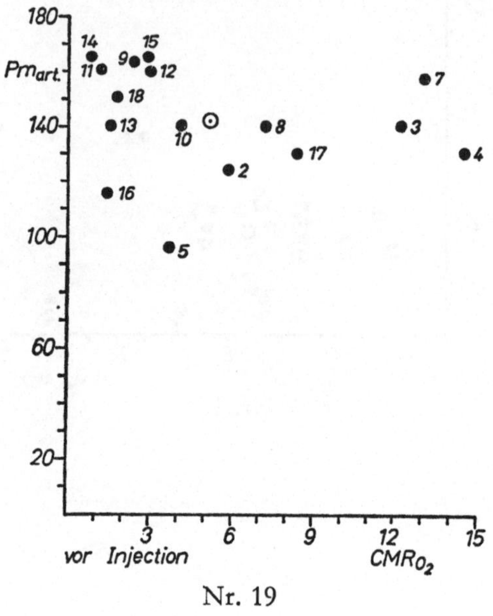

Nr. 19

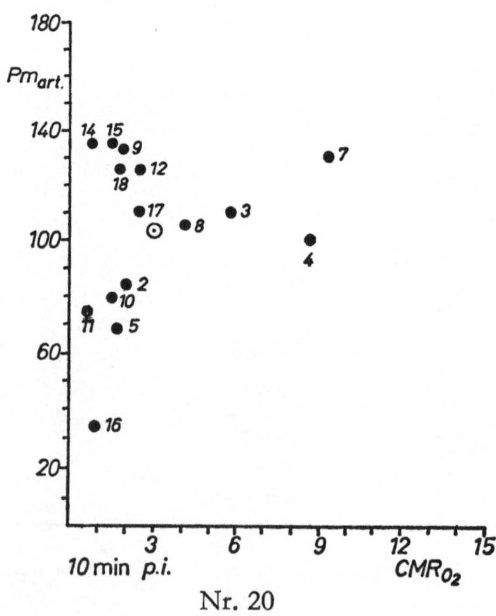

Nr. 20

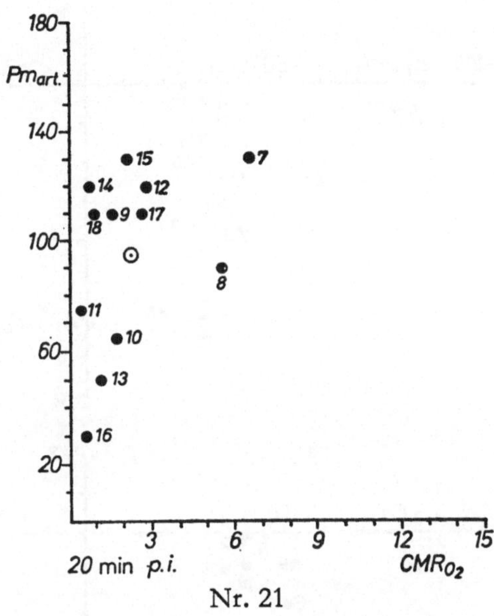

Nr. 21

Korrelation:

Differenz des arteriellen Mitteldruckes – Differenz der Hirndurchblutung

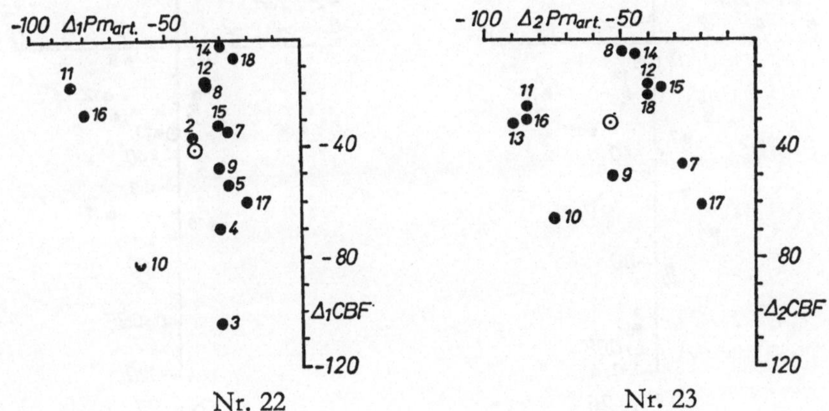

Nr. 22   Nr. 23

6*

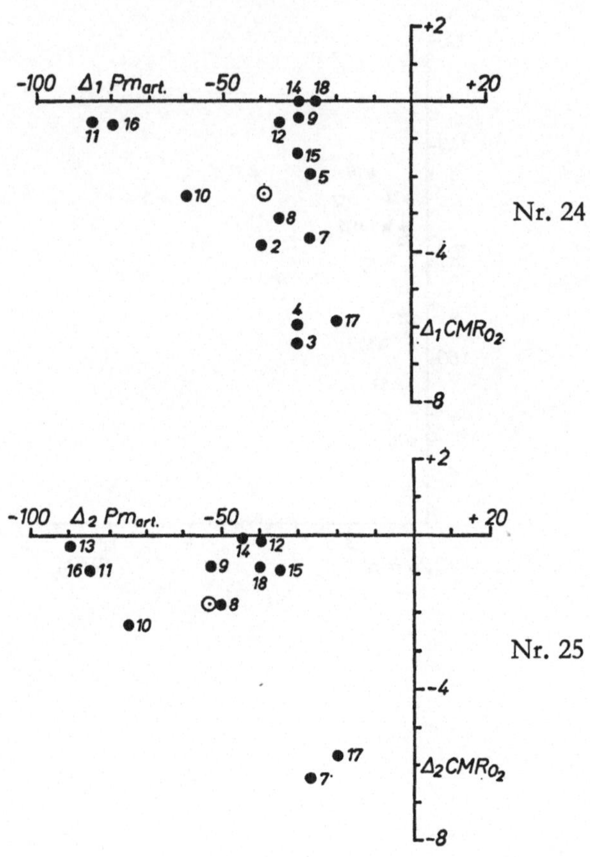

Korrelation:

Differenz des arteriellen CO_2-Gehalts – Differenz der Hirndurchblutung

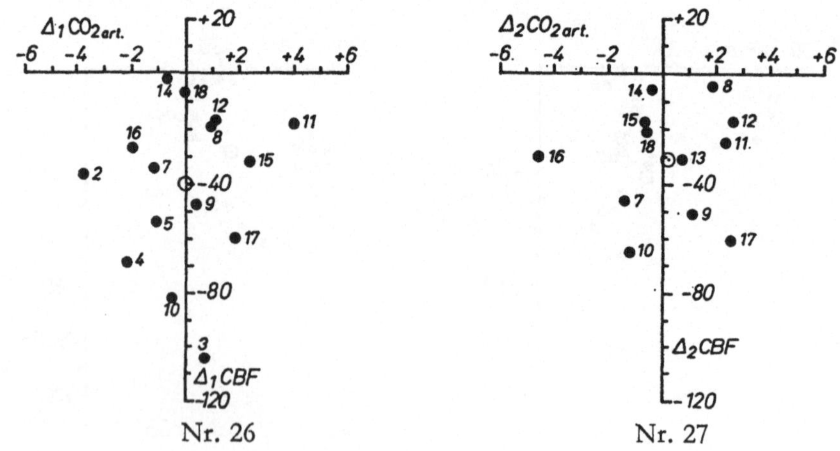

Korrelation:

Differenz des arteriellen O_2-Gehalts – Differenz der Hirndurchblutung

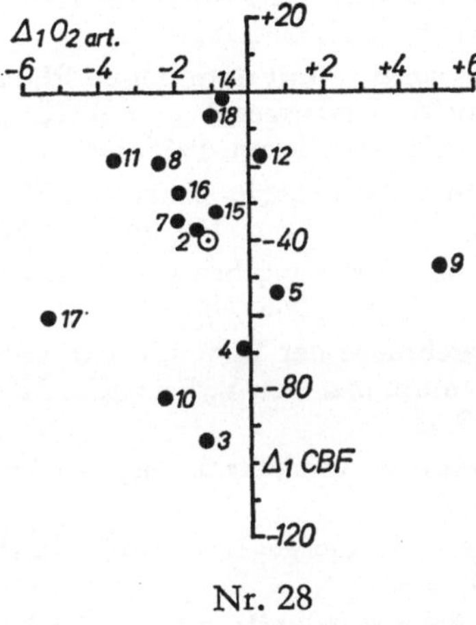

Nr. 28

Druck: Universitätsdruckerei Mainz GmbH

Erschienene Bände :

---

1 Resuscitation Controversial Aspects. Chairman and Editor: Peter Safar. VI, 64 pages, 1963. DM 10,—

2 Hypnosis in Anaesthesiology. Chairman and Editor: Jean Lassner. VIII, 51 pages, 1964. DM 8,50

3 Schock und Plasmaexpander. Herausgegeben von K. Horatz und R. Frey. 60 Abb., VIII, 154 Seiten, 1964. DM 18,—

4 Die intravenöse Kurznarkose mit dem neuen Phenoxyessigsäurederivat Propanidid (Epontol®) Herausgegeben von K. Horatz, R. Frey und M. Zindler. 163 Abb., XII, 318 Seiten, 1965. DM 21,—

5 Infusionsprobleme in der Chirurgie. Unter dem Vorsitz von M. Allgöwer. Leiter und Herausgeber: U. F. Gruber. 14 Abb., IX, 108 Seiten, 1965. DM 7,20

6 Parenterale Ernährung. Herausgegeben von K. Lang, R. Frey und M. Halmágyi. 47 Abb., X, 156 Seiten, 1966. DM 19,60

7 Grundlagen und Ergebnisse der Venendruckmessung zur Prüfung des zirkulierenden Blutvolumens. Von V. Feurstein. 21 Abb. und 2 Tab., VIII, 37 Seiten, 1965. DM 9,60

8 Third World Congress of Anaesthesiology. 46 Fig. and 10 Tables, XI, 173 pages, 1966. DM 24,—

9 Die Neuroleptanalgesie. Herausgegeben von W. F. Henschel. 80 Abb., XII, 207 Seiten, 1966. DM 36,—

10 Auswirkungen der Atemmechanik auf den Kreislauf. Von R. Schorer. 17 Abb., VIII, 58 Seiten, 1965. DM 14,—

12 Sauerstoffversorgung und Säure-Basenhaushalt in tiefer Hypothermie. Von P. Lundsgaard-Hansen. 15 Abb., VIII, 91 Seiten, 1966. DM 18,—

13 Infusionstherapie. Herausgegeben von K. Lang, R. Frey und M. Halmágyi. 115 Abb., VIII, 246 Seiten, 1966. DM 39,60

14 Die Technik der Lokalanaesthesie. Von H. Nolte. 29 Abb., VIII, 53 Seiten, 1966. DM 6,—

15 Anaesthesie und Notfallmedizin. Herausgegeben von K. Hutschenreuter. 94 Abb., XII, 286 Seiten, 1966. DM 48,—

16 Anaesthesiologische Probleme der HNO-Heilkunde und Kieferchirurgie. Herausgegeben von K. Horatz und H. Kreuscher. 3 Abb., VIII, 39 Seiten, 1966. DM 9,60

17 Probleme der Intensivbehandlung. Herausgegeben von K. Horatz und R. Frey. 50 Abb., XII, 119 Seiten, 1966. DM 19,80

18 Fortschritte der Neuroleptanalgesie. Herausgegeben von M. Gemperle. 60 Abb. und 27 Tab., X, 148 Seiten, 1966. DM 19,80

19 Örtliche Betäubung: Plexus brachialis. Von R. R. Macintosh und W. W. Mushin. 32 Abb., VII, 31 Seiten, 1967. DM 12,—

In Vorbereitung :

---

11 Der Elektrolytstoffwechsel von Hirngewebe und seine Beeinflussung durch Narkosemittel. Ein Beitrag zum Problem der Narkosetheorien. Von W. Klaus

20 Anaesthesie in der Gefäß- und Herzchirurgie. Herausgegeben von O. Just und M. Zindler